临床常用护理技术与实践研究

徐　宁　杨　华　杨晓芳　于亭亭　王　香　王建敏　主　编

丁　瑜　谭　飞　李　阳　邢怀勇　张美芳　赵玲芳　副主编

吉林科学技术出版社

图书在版编目（ＣＩＰ）数据

临床常用护理技术与实践研究 / 徐宁等主编.
长春 ： 吉林科学技术出版社，2024. 6. -- ISBN 978-7
-5744-1652-9

Ⅰ. R47
中国国家版本馆 CIP 数据核字第 2024XF7023 号

临床常用护理技术与实践研究

Linchuang Changyong Huli Jishu Yu Shijian Yanjiu

主 　 编	徐　宁 杨　华 杨晓芳 于亭亭 王　香 王建敏
出 版 人	宛　霞
责任编辑	井兴盼
封面设计	郭　伟
制 　 版	郭　伟
幅面尺寸	185mm×260mm
开 　 本	16
字 　 数	150 千字
印 　 张	10.25
印 　 数	1-1500 册
版 　 次	2024 年 6 月第 1 版
印 　 次	2024 年 12 月第 1 次印刷

出 　 版	吉林科学技术出版社
发 　 行	吉林科学技术出版社
地 　 址	长春市南关区福祉大路 5788 号出版大厦 A 座
邮 　 编	130118
发行部电话/传真	0431—81629529　　81629530　　81629531
	81629532　　81629533　　81629534
储运部电话	0431-86059116
编辑部电话	0431-81629510
印 　 刷	三河市嵩川印刷有限公司

书 　 号	ISBN 978-7-5744-1652-9
定 　 价	60.00 元

临床常用护理技术与实践研究

编委会

主　编

徐　宁　聊城市人民医院东昌府院区（聊城市东昌府人民医院）

杨　华　聊城市人民医院

杨晓芳　阳谷县人民医院

于亭亭　聊城市人民医院

王　香　中国人民解放军联勤保障部队第九六〇医院

王建敏　聊城市人民医院

副主编

丁　瑜　武汉大学人民医院

谭　飞　聊城市东昌府区古楼街道社区卫生服务中心

李　阳　聊城市人民医院

邢怀勇　阳谷县人民医院

张美芳　武汉大学人民医院

赵玲芳　联勤保障部队第九四〇医院

前　言

　　本书将基础理论与临床实践相结合，全面介绍了护理学基础，以及临床常见疾病的护理知识、护理技术、护理规程等。重点阐述了所涉及疾病的护理评估、护理诊断、护理措施及护理评价，最后简述了护理管理的内容。全书资料翔实、重点突出，同时结合了护理领域的最新进展，既有理论性指导又有护理的实际应用，集科学性、先进性和实用性于一体，希望本书能为广大护理医务工作者处理相关问题提供参考。

目　录

第一章 概 述

第一节 护理学的发展

一、护理学的形成和发展

护理学是一门集科学、艺术于一身，并以自然科学、行为科学和社会科学为基础的学科。它是一种独立性、自主性和自律性很强的职业。护士最基本的责任是促进人类达到最高的健康水平。

护理学发展的历史可以追溯到原始人类，在生、老、病、死这些人类的永恒主题面前，任何人都离不开对身体及心灵的照顾与慰藉，这便是最初始的护理活动。

护理学的发展与人类社会的发展和人类的文明进步息息相关。

（一）人类早期的护理

在原始社会，人类为谋求自身生存，在自然环境中积累了丰富的生活和生产经验，同时学会了"自我保护"式的医疗照顾。例如火的使用，使人类结束了茹毛饮血的生活，减少了胃肠道疾病，人们开始认识到饮食与胃肠道疾病之间的关系。进入氏族社会，在以家族为中心的部落中，逐渐形成了"家庭式"的医护照顾模式，女性凭天赋之本能，借世代相传之经验，自然而然地担负起照顾老幼及伤病者的工作，由此为护理学专业中女性居多的基本形态奠定基础。

在原始社会，由于人类缺乏对自然界的认识和理解，包括对健康与疾病等许多问题的认识长期与迷信活动联系在一起，使他们把疾病看作是一种由鬼神所操纵的灾难，把祛除疾病、恢复健康寄望于巫师的祈祷、画符等驱除鬼怪手段。随着人类文明的进步和对自然界的进一步深入了解，渐渐地开始出现集医、药、护于一身的"医者"，在一些文明古国的历史中，就有关于催眠术、止血、预防疾病、公共卫生等医护活动的记载。

（二）公元初期的护理

公元初期，基督教兴起，在基督教义"博爱""牺牲"等思想影响下，教徒们建立了医病、济贫等慈善机构，由修女承担护理工作，她们虽然没有接受过正规的护理训练，但能以宗教的博爱、济世为宗旨认真而热忱地为患者服务，因此颇受社会民众的好评。此期可以看做是护理职业形成的最初阶段，它充满了浓厚的宗教色彩。

（三）中世纪时期的护理

中世纪时期的欧洲，宗教发展、战争频繁、疾病流行，对医院和护理人员的需求大量增加。护理模式逐渐由"家庭式"迈进"社会化和组织化服务"行列。护理工作仍多由修女承担，但因缺乏专业训练，护理设备严重不足，所以护理工作不只是生活照料，早期文明就有护士从事助产的记载，到了中世纪，助产护士已被社会认识和接受。

（四）文艺复兴时期的护理

文艺复兴时期的护理始于 14 世纪的欧洲文艺复兴运动，使文学、艺术和包括医学在内的科学迅速发展，人们对疾病的认识也逐渐摆脱迷信，医学开始朝着科学化的方向发展。然而由于宗教改革、教派纷争等一系列社会变革和重男轻女思想的影响，教会医院大量减少，出现一些公立和私立医院。许多具有仁慈、博爱精神的神职人员不再担任护理工作，新招聘的护理人员多为谋生而来，她们既无经验又未经专业训练，导致护理质量大大下降，使护理历程陷入长达 200 年的黑暗时代。

二、南丁格尔对现代护理学的贡献

19 世纪，随着社会、科学和医学的发展与进步，护理工作的地位有所提高。欧洲各地相继开设了一些护士训练班，1836 年，德国牧师傅立德在凯塞威尔斯成立女执事训练班，招收年满 18 岁、身体健康、品德优良的妇女，并对她们进行护理培训，这可以看作是世界上第一个较为正规的护士训练班。但现代护理学的发展主要是从南丁格尔时代开始的。

（一）南丁格尔生平

弗洛伦斯·南丁格尔，1820 年出生于其父母旅行之地——意大利佛罗伦萨市。她出身于英国中产阶级家庭，受过高等教育，精通英、法、德、意等国语言，并擅长数理统计，具有较高的文化水平和个人修养。南丁格尔在从事慈善活动中，对护理工作产生了浓厚的兴趣，并深切体会到护理工作需要有知识、有文化和训练有素的人来担任。1850 年她说服父母，力排众议，慕名前往当时最好的护士培训基地——德国的凯撒斯城参加护理训练班的学习，并对英、法、德、意等国的护理工作进行了考察，1853 年在慈善委员会的帮助下，南丁格尔在英国成立了看护所，从此开始了她的护理工作生涯。

1854 年 3 月，克里米亚战争爆发，英国与法国共同派兵参加战争，以对付沙皇俄国对土耳其的入侵。当时由于战地救护及医疗条件十分简陋，致使在战场上负伤的英军士兵死亡率高达 50%，这引起了英国民众的强烈不满。南丁格尔得知此事后，立即致函英国陆军大臣，自愿要求率领护士奔赴前线。1854 年 10 月，南丁格尔被任命为"驻土耳其英国总医院妇女护士团团长"，率领 38 名护士抵达战地医院，并力排医院工作人员的非难和抵制，开始为英国军队的伤、病员服务。南丁格尔率领众护士，改善医院及病房环境，调剂伤员膳食营养，建立图书阅览室和游艺室，畅通士兵与亲人信息沟通渠道，兼顾伤、病员身心两方面需求。她常在深夜手持油灯巡视病房，亲自安抚身受重伤及生命垂危的士兵，用积极热忱的服务精神赢得了医护人员的信任和尊敬，士兵们亲切地称她为"提灯女神""克里米亚天使"。在南丁格尔和全体护理人员的努力下，英军前线伤员的死亡率在半年内降至 2.2%，其卓越的工作成效得到前线及本国民众的高度赞誉，同时改变了人们对护理工作的偏见。

1856 年克里米亚战争结束，南丁格尔回到英国，受到全国人民的热烈欢迎，为表彰其功绩和支持其工作，英国民众募款建立了南丁格尔基金会。南丁格尔以"燃烧自己，照亮别人"为精神信条，献身护理事业，终身未嫁。1910 年 8 月 13 日辞世，享年

90 岁。

（二）南丁格尔对护理事业发展的主要贡献

1.为现代护理教育奠定了基础

克里米亚战场的实践，使南丁格尔愈加深信护理是一种科学事业，必须是接受过正规而严格训练的人才能胜任护士。1860 年南丁格尔在英国伦敦圣托马斯医院内创办了世界上第一所护士学校——南丁格尔护士训练学校，使护理由学徒式的教导成为正式的学校教育，为现代护理教育奠定了基础。从此世界各地一一效仿，纷纷成立南丁格尔式的护士学校，尝试建立新型的护理教育体制，推行护理教育改革，使护理工作有了崭新的面貌。

2.为护理的科学化发展提供了理论与实践的基础

在南丁格尔思想影响下，护理工作逐渐摆脱了教会的控制而向独立的职业方向发展。南丁格尔一生中写了大量的笔记、书信、报告和论著，其代表作有《医院札记》和《护理札记》。在这些作品中，南丁格尔阐述了自己的护理思想，她强调护理是一门具有组织性、务实性和科学性的艺术，指出了管理在护理工作中的重要性，制定了一整套护理制度，创立了新型的护理教育办学模式、课程设置模式及组织管理模式，提出了改进医院建设和管理方面的意见，完善和发展了自己独特的护理环境学说，并首创了近代公共卫生和地区家庭护理形式。

19 世纪中叶，南丁格尔以她睿智的思想、渊博的知识和高尚的人格投身护理工作，开创了科学的护理事业，国际上称这一时期为"南丁格尔时代"，这是护理工作的转折点，同时是护理工作专业化的开始。为了纪念她，国际护士会成立了南丁格尔国际基金会，以资助各国优秀护士进修学习，并把每年 5 月 12 日——南丁格尔的诞辰日定为国际护士节；国际红十字会设立了南丁格尔奖章，作为各国优秀护士的最高荣誉，每两年颁发一次。

与南丁格尔创建的护理学相比，现代护理学在护理目的、服务对象、知识结构、护士角色及功能等方面都发生了很大的变化，但是南丁格尔的护理思想与护理实践对现在仍具有深刻的影响和重要的指导意义。

（三）现代护理学的发展

1.现代护理学的发展阶段

自南丁格尔创建护理专业以来，护理学科不断发展与变化。从护理学的理论与实践研究来看，护理学的发展变化可概括地分为以下三个阶段。

（1）以疾病为中心的护理阶段：现代护理学发展初期，医学学科逐渐摆脱了宗教和神学的影响，开始步入科学的轨道。在解释健康与疾病的关系上，人们认为疾病是由于细菌和外伤所引起的机体结构改变和功能异常，因此一切医疗行为均围绕着疾病进行，以清除病灶为基本目标，形成了"以疾病为中心"的医学指导思想，协助医生诊断和治疗疾病也由此成为这一时期指导护理工作的基本观点。

此时，其护理工作的主要特点是护理已成为一个专门的职业，护士从业前须经过专门的训练；护理工作的主要内容是执行医嘱和完成各项护理技术操作；形成了较规范的疾病护理常规和护理技术操作常规。

以疾病为中心的护理阶段是现代护理学发展初期的必然产物，为护理学的进一步发展奠定了基础，但是其致命弱点是忽视人的整体性，而仅以协助医师清除患者身体局部病灶为护理目标，其结果是将护士单纯地定位为医师的助手，从而束缚了护理专业的发展。

（2）以患者为中心的护理阶段：随着人类社会的进步和发展，人们对人类健康与心理、精神、社会环境之间的关系有了更进一步的认识，1948 年世界卫生组织（WHO）提出了新的健康观，指出"健康，不仅是没有疾病和身体缺陷，还要有完整的生理、心理状态和良好的社会适应能力"。1977 年美国医学家恩格尔又提出了"生物—心理—社会医学模式"，这些理论观点都强调了人是一个整体的思想，它促使护理工作开始了从"以疾病为中心"到"以患者为中心"的根本性变革。

此时期护理工作的主要特点是：护理由职业化向专业化方向转变，护士不再是单纯被动地执行医嘱和完成护理技术操作，而是应用科学的方法——护理程序，对患者实施生理、心理、社会等全方位的连续而系统的整体护理；护理学逐步形成了自己的理论知识体系。

以患者为中心的护理增加了护理内容，改革了护理方法，但护理的范畴仍局限于患者的康复，护理工作的场所仍局限于医院之内。

（3）以健康为中心的护理阶段：随着人们物质生活水平的提高和科学技术的发展，过去威胁人类健康的传染病已经得到很好的控制，而心脑血管病、恶性肿瘤、意外伤害等与人的行为和生活方式相关的疾病成为威胁人类健康的主要问题。满足人类日益增长的健康需求，引导民众追求健康的生活方式成为医务工作者的重要任务。1977年世界卫生组织提出了"2000年人人享有卫生保健"的战略目标，这一目标为拓展护理专业的功能，促进护理事业的发展起到了极大的推动作用，也使"以健康为中心的护理"成为护理历史发展的必然结果。

此时，其护理工作的主要特点是：护理学成为现代科学体系中一门综合自然科学和社会科学知识的、独立的、为人类健康服务的应用科学；护理的任务已超出原有的对患者的护理，扩展到从健康到疾病的全过程护理和从个体到群体的护理；护理的工作场所也从医院扩展到社会和家庭；护士成为向社会提供初级卫生保健的最主要力量。

2.现代护理学的发展现状

在世界范围内，现代护理学正迅猛发展，但由于受经济发展、文化、教育、宗教及妇女地位等多种因素的影响，使世界各地护理专业的发展处于一种不平衡状态。基本发展状况如下。

（1）临床护理向专科化发展：科学技术的发展导致医疗护理产品和技术的不断更新及医院的数量与规模的不断扩展，医学分科也越来越细，一些具有较高学历的护理人员，通过对专科理论知识的系统学习，并在实践中积累经验，从而具备了独立解决专科护理工作难题的能力，成为具有较高专科水平的专科护理专家。某些发达国家还出现了能够自己开业进行护理工作的开业者。

（2）多层次的护理教育：随着护理学科的发展，对护理教育的层次和质量也提出了新的要求，目前已经基本形成了中专、专科、本科、学士学位、硕士学位、博士学位等多层次教育格局以及多渠道培养护理人才的护理教育体系。

（3）建立专业学术团体：国际护士会是国际护士的群众团体，于1899年在英国伦敦成立，现会址在日内瓦。国际护士会的任务主要是协助各国护士发展全国性的护理组织；提高护理教育水平，培养合格的护士；充当各国护士的代言人；改善护士的福利状况及社会地位。目前国际护士会有会员国111个，会员140多万人。

（4）建立执业注册制度：各国相继建立了护士执业注册制度，以保证进入护理队伍的人员达到合格的标准，提高护理质量，并通过执业注册制度保证护士的终身教育。

三、我国护理事业的发展

我国护理事业有着悠久的历史，但在几千年漫长的历程中，一直呈现医、药、护不分的状态。中医学强调"三分治七分养"，其中的"养"即指护理。但护理作为一门专业，却是随着鸦片战争，西方医学进入中国之后才开始的。

（一）我国近代护理的发展

1835年美国传教士 P.Parker 在广州开设了第一所西医医院，两年后这所医院以短训班的形式开始培训护理人员。1888年美国护士 E.Johnson 在福州一所医院里开办了我国第一所护士学校。1900年以后，中国各大城市建立了许多教会医院，一些城市设立了护士学校，逐渐形成了我国的护理专业队伍。1909年，中国护理学术团体"中华护士会"（1936年更名为中华护士学会，1964年更名为中华护理学会）在江西牯岭成立，1922年加入国际护士会；1920年护士会创刊《护士季报》；1921年北京协和医院开办高等护理教育，学制4～5年，五年制毕业学生被授予理学学士学位；1934年教育部成立医学教育委员会，下设护理教育专门委员会，将护理教育定位为高级护士职业教育，招收高中毕业生，自此护理教育纳入国家正式教育体系。抗战期间，许多医护人员奔赴延安，在解放区设立医院，为革命战争的胜利贡献了力量。

（二）我国现代护理的发展

1.护理教育

1950年第一届全国卫生工作会议将护士教育列为中级专业教育系列，高等护理教育停止招生。1966—1976年十年动乱期间，护士学校被迫停办，造成全国护理人员短缺，护理质量明显下降。

1979年，卫生部先后下达《关于加强护理工作的意见》和《关于加强护理教育工作的意见》，加大了发展护理事业的力度；全国各地先后恢复和新建护士学校，各医院建立健全了护理指挥系统；高等护理教育也逐步得到发展。1983年天津医学院首先开设了护理本科课程，1985年全国11所高等医学院校设立了护理本科教育；1992年北京率先开展护理学硕士研究生教育，并相继在全国产生了数个硕士学位授权点。目前我国已经形成中专、专科、本科、研究生4个层次并存的护理教育体系。

自20世纪80年代以来，许多地区开展了各种形式的护理成人教育，拓宽了护理人才的培养渠道，为护理队伍中开展终身教育奠定了基础。目前我国护理学继续教育正朝着制度化、规范化、标准化方向发展。

2.护理学术与研究

1977年以来，中华护理学会和各地分会先后恢复活动，全国性和地方性有组织、有计划的学术交流研讨和业务培训相继展开；1954年创刊的《护理杂志》复刊（1981年更名为《中华护理杂志》）、《护士进修杂志》《实用护理杂志》等近20种护理期刊陆续创刊；护理教材、护理专著和护理科普读物越来越多，质量也越来越好；护理科研在护理工作中的作用日益突出。1993年中华护理学会设立了护理科技进步奖，每两年评奖一次。

1980年以来，国际学术交流日益增多，中华护理学会及各地护理学会经常举办国际学术研讨会，并与多个国家开展互访活动。通过国际交流与合作，开阔了眼界，活跃了学术气氛，增进和发展了我国护理界与世界各国护理界的了解和友谊，促进了我国护理学科的发展。

3.护理管理

为加强对护理工作的领导，卫生部医政司设立了护理处，负责统筹全国护理工作，制定有关政策法规。各省、市、自治区卫生厅（局）在医政处下设专职护理管理干部，负责协调管辖范围内的护理工作。各级医院健全了护理管理体制。1979 年卫生部颁发了《卫生技术人员职称及晋升条例（试行）》，明确规定了护理专业人员的初级、中级和高级职称；1993 年 3 月卫生部颁发了我国新中国成立以来第一个关于护士执业和注册的部长令及《中华人民共和国护士管理办法》；1995 年 6 月首次举行全国范围的护士执业考试，考试合格并获执业证书者方可申请注册，护理管理工作开始走向法治化轨道。

4.护理专业水平

随着护理观念的转变和护理教育水平的提高，护理工作逐渐摆脱被动状态，开始应用护理程序为患者提供积极、主动的护理服务，以人为中心的整体护理正在成为护理工作的主流模式。护理工作的内容和范围不断扩大，专科护理、中西医结合护理、社区护理等得到迅速发展。

第二节　护理学的基本概念

护理（nursing）一词来自拉丁词语，意思是养育、保护、照料等，后来扩展为养育，保育，避免伤害，看护老人、患者和虚弱者。人们赋予护理学的定义是根据不同时期国家的体制以及社会需求而变化的。不同的护理理论家和护理组织团体对护理学所下的定义也不尽相同。护理概念的演变大致经历了以疾病护理、以患者护理、以人的健康护理为中心的 3 个历史阶段。这些理论上认识的进步，是在不断的护理实践和对护理学总体研究的基础上发展形成的。

一、以疾病护理为中心的阶段

以疾病护理为中心的阶段（1860 年—20 世纪 50 年代），这一时期对疾病的认识十分有限，有关患病的原因只考虑到细菌或外伤因素，同时认为无病就是健康。在这种思想影响下，人们认为护理是依附于医疗的。因此，护士扮演着医嘱执行人的角色，把协助对疾病进行检查、诊断、治疗看成是护理工作的主要内容；把认真执行医疗计划、协助医师除去患者躯体上的"病灶"和修复脏器、组织功能作为护理工作的根本任务、目标和职责。

护理学的创始人南丁格尔在 1859 年认为"护理是使患者置于能接受自然影响的最佳环境"。当时的护理主要是为了满足社会对急性病患者的需要。

二、以患者护理为中心的阶段

第二次世界大战后，科技飞速发展，疾病与健康的概念发生了巨大变化，人们开始重视心理和社会环境因素对健康的影响。

1948 年世界卫生组织（WHO）对人的健康阐述了新的定义："健康不仅是没有躯体上的疾病和缺陷，还要有完整的心理和社会适应状态。"这一健康观念的更新，使护理内容、护理范畴得到充实和延伸，为护理学的研究开辟了新领域。1955 年，美国的莉迪亚·霍尔提出在护理工作中应用"护理程序"这一概念。程序是事物向一定目标进行的系列活动，护理程序则是以恢复或促进人的健康为目标，进行的一系列前后连贯、相互影响的护理活动。护理程序的提出，是第一次将系统的、科学的方法具体用于护理实践，使护理工作有了转折性的发展，随着高等教育的设立及一些护理理论相继问世，护理专业跨入了一个新的高度。

1966 年美国护理学家韩德森指出"护理的独特功能是协助个体（患病者或健康人）执行各项有利于健康或恢复健康（或安详死亡）的活动。当个人有足够的体力、意愿和知识时，他能独立执行这些活动，而无须他人的协助。护理的贡献在于协助个人早日不必依靠他人而能独立执行这些活动。"此定义阐明护理以所有人类为对象，护理的目标是使健康的人更加健康并免于疾病（有利于健康），患病的人得到早日康复并免于疾病恶化（恢复健康），濒死者得以安详走向人生旅程终点（安详死亡）。

三、以健康护理为中心的阶段

随着护理实践的发展、教育水平的提高、护理研究的开展以及护理理论的提出，护理已从附属于医疗的技术性职业转变为较独立的为人类健康服务的专业。"2000 年人人享有卫生保健"的目标成为护理专业发展的指导方向，护理是以整体人的健康为中心，服务范围扩展到健康和疾病的全过程，服务对象从个体到群体。

1970 年美国护理学家罗杰斯提出："护理是一种人文方面的艺术和科学，它直接服务于整体的人。护理要适应、支持或改革人的生命过程，促进了个体适应内外环境，使人的生命潜能得到发挥。"

1973 年，国际护士学会提出："护理是帮助健康的人或患病的人保持或恢复健康（或平静地死去）。"

1980 年，美国护士学会提出："护理是诊断和处理人类对现存的和潜在的健康问题的反应。"其内容是护士对患者现存疾病的状态和潜在健康问题的评估，依据护理理论确定护理诊断，应用护理程序这一科学的护理方法为患者解决问题，并对效果进行评价。这一概念提出护理要作为医疗的合作伙伴，而不是仅执行医嘱，护理的发展不再是注重疾病，而是在重视疾病的基础上更加注重对人的整体护理，注重护理对人类健康的贡献。

第三节　护理学的内容与范畴

一、护理的专业特征

护理和医疗同是医院工作的重要组成部分，护理学的专业特征如下。

（一）为人类和社会提供至关重要的有关康乐的服务

如护理其目的是提高人们的健康水平，而不完全着眼于报酬。

（二）具有独特的知识体系并通过科学研究不断扩展护理理论

护理学已经形成及发展，护理研究广泛开展，知识体系不断完善。

（三）实践者具有高等教育水平

高等护理教育已广泛开展，使护士在就业之前即具有护理专业所需知识，并达到一定专业标准。

（四）实践者具有自主性，并制定政策法规监督其专业活动

护理已有专门的政策、法规对护理实践活动进行监控，对护士进行管理。

（五）有伦理准则和道德规范指导实践者在专业中做决策

国际护士会（ICN）提出的护理伦理准则指出："护士的职责是促进健康、预防疾病、恢复健康和缓解疼痛。护理需求是广泛的，护理中蕴含着尊重人的生命、尊严和权利，而且不论国籍、种族、血统、肤色、年龄、性别、政治或社会地位均获得同等的尊重。护士是为个人、家庭和社区提供健康服务，而且与其他有关专业人员共同合作完成其服务。"

（六）有专业组织或团体支持和保证实施高标准的实践活动

护理专业组织和护士团体不断扩展，在促进专业发展中起到极大的作用。

（七）实践者把本专业作为终身的事业

大部分护理工作者把促进护理学发展作为自己终身的目标，通过各种教育机会，提高学历，增加和更新护理学专业知识。

二、护理学的任务和研究范围

（一）护理学的任务

随着护理学的发展，护理学的任务和目标发生了深刻变化。1978 年 WHO 指出："护士作为护理的专业工作者，其唯一的任务就是帮助患者恢复健康，帮助健康的人促进健康。"WHO 护理专家会议提出了健康疾病 5 个阶段中应提供的健康护理。

1.健康维持阶段

帮助个体尽可能达到并维持最佳健康状态。

2.疾病易感阶段

保护个体，预防疾病的发生。

3.早期检查阶段

尽早识别处于疾病早期的个体，尽快诊断和治疗，避免和减轻痛苦。

4.临床疾病阶段

帮助处于疾病中的个体解除痛苦和战胜疾病。对于濒死者则给予必要的安慰和支持。

5.疾病恢复阶段

帮助个体从疾病中康复，减少残疾的发生或帮助残疾者使其部分器官的功能得以充分发挥作用，把残疾损害降到最低限度，达到应有的健康水平。

（二）护理学的研究范围

概括为以下几个方面：

1.护理学基础知识和技能

护理学基础知识和技能是各专科护理的基础，进一步研究相关理论在护理学中的应用，探讨护理概念和护理理论的发展以及护理程序和护理活动中的应用是护理工作者的任务。基础医学知识、基础护理措施的原理和方法以及基本的特殊护理技术操作技能是护理实践的基础。基础护理操作技术的研究和发展对护理实践具有重要意义。

2.临床专科护理

临床专科护理以各医疗专科理论、知识、技能为基础进行身心整体护理，主要包括各专科护理常规、护理措施，如手术及特殊检查的术前、术中及术后护理，各类疾病的护理与抢救心、肾、肺、脑的监护及脏器移植等的护理。随着科学技术和医学的发展，各专科护理也日趋复杂。

3.社区护理

社区护理的对象是一定范围的居民和社会群体。以临床护理的理论知识和技能为基础，以整体观为指导，结合社区的特点，通过健康促进、健康维护、健康教育、管理协调和连续性照顾，直接对社区内个体、家庭和群体进行护理，以改变人们对健康的态度，帮助人们实践健康的生活方式，最大限度地发挥机体的潜能，促进全民健康水平提高。

4.护理教育

以护理学和教育学理论为基础，贯彻教育方针和卫生工作方针，培养护理人才，适应医疗卫生服务和医学科学技术发展的需要。护理教育一般分为基本护理教育、毕业后护理教育和继续护理教育 3 大类。基本护理教育包括中专教育、大专教育和本科教育；毕业后护理教育包括岗位培训、研究生教育；继续护理教育是对从事实际工作的护理人员，提供以学习新理论、新知识、新技术、新方法为目的终身性教育。

5.护理伦理

护理工作中，护士时刻面对患者的生命和利益，不可避免地会遇到需要做出决定的情境，如是否放弃抢救或治疗，是否尊重患者选择治疗方案的权利，治疗或护理方案是否损害了患者的经济利益等。护士如何做出决策，所做出的决定是正确的，还是错误的，即护理的伦理问题是护理学值得深入探讨的题目。

6.护理健康教育

护理健康教育是护理学中不可缺少的一个重要部分，是护理工作者在工作中对护理对象进行健康教育、健康指导的工作。其内容根据护理对象的不同而异，其方法多种多样，可采取交谈、咨询、上课、宣传栏、电视、幻灯片、电影、计算机、黑板报等形式，以达到促进患者康复和预防疾病的目的。

7.护理管理

护理管理是运用管理学的理论和方法，对护理工作人员、技术、设备、信息、经济等诸多要素进行计划、组织、指挥、协调和控制等的系统管理，以确保护理工作场所能够提供正确、及时、安全、有效、完善的护理服务。近年来，护理学与现代管理学不断交叉、融合，是护理学重要的研究领域之一。无论是全国性护理团体的领导、护理学院的院长、医院的护理部主任，还是临床护士，都需要有现代管理的知识和能力，从而有效地管理各种组织，以致患者。医疗管理体制、专业政策和法规的制定、各种组织结构的设置、人力资源的管理、资金的管理、工作质量的控制和保证等都是护理管理的研究范围。

8.护理科研

运用观察、科学实验、调查分析等方法揭示护理学的内在规律，促进护理理论、知识、技能的更新。随着科学技术的进步和护理科研工作的开展，护理学的内容和范畴将不断丰富和完善。

第四节　护理人员的基本素质

一、概念

护理人员职业道德，一般指护理人员在履行自己职责的过程中调整个人与他人，个人与社会之间关系的行为准则和规范的总和。护理过程中，这些准则和规范又作为对护理人员及其行为进行善恶评价的一种标准。它同时影响着护理人员的心理和意识，以至于形成护理人员独特的与职业相关的内心信念，构成个人思想品质和道德观念。因此，护理道德是护理人员在执行护理工作中对善恶进行评价的原则规范、心理意识和行为活动的总和。

二、护理道德的实质

珍惜生命，尊重人的尊严和权利是护士的天职，对不同民族、种族、信仰、肤色、年龄、性别、政治观点和社会地位的人都要平等对待。因此，护理从本质上说就是面对"社会人"，尊重患者的生命和患者的权利，在具体工作中给个人、家庭、社会提供健康服务。因此，护理道德的实质也就是对一切人提供人道主义，想患者所想、急患者所急，把患者摆在与自己完全平等的地位来看待，保持护理职业的荣誉感和责任感，兢兢业业，不卑不亢，为人类健康做出贡献。

三、护理道德的作用

护理道德是社会意识形态之一，它源于人们的社会生活和护理实践，同时反过来推动社会生活和护理实践。护理道德是一种相对独立的职业道德，是构成整个社会道德的重要组成部分。护理道德是护理人员在各种条件下尽其所能完成护理任务的重要保证,如在临床上要求护理人员具有高度的道德责任感,在任何情况下坚持把患者和人民群众的利益放在第一位,用极端负责的精神全心全意地为患者和广大群众服务。此外,高尚的护理道德是推进护理科学发展的一个动力,在协调医、护、患三者关系中,护理道德有助于造就具有社会主义理想人格的护理人员。

四、护理道德的基本规范

道德规范又称道德标准。它是一定的社会向人们提出的应该遵循的行为准则,是人们道德行为和道德关系普遍规律的反映。护理道德规范是在长期的护理实践中不断地完善和发展起来的,是社会和护理道德基本要求的概括,是指导和评价护理人员的行为、调节护患关系的准则。它源于医护实践,又服务和指导医护实践,并在实践中不断发展和完善,是护理道德发展的现实性和理想性的统一。

卫生部 1988 年 12 月颁发的《中华人民共和国医务人员医德规范及实施办法》的规定适用于全国各级各类医院、诊所的医务人员,包括医生、护士、医务人员。主要内容如下。①救死扶伤,实行社会主义的人道主义。时刻为患者着想,千方百计为患者解除病痛。②尊重患者的人格与权利,对待患者,不分民族、性别、职业、地位、财产状况,都应一视同仁。③文明礼貌服务,举止端庄,语言文明,态度和蔼,同情、关心和体贴患者。④廉洁奉公,自觉遵纪守法,不以医谋私。⑤为患者保守医密,实行保护性医疗,不泄露患者隐私与秘密。⑥互学互尊,团结协作,正确处理同行同事间的关系。⑦严谨求实,奋发进取,钻研医术,精益求精,不断更新知识,提高技术水平。

第五节　护理工作在医院工作中的作用

护理工作是医疗工作的重要组成部分,随着医学科学的迅速发展,医院护理工作的内容和范围也在日益丰富与充实。目前我国护理人员的分布:部分人员在基层卫生机构中从事保健工作，少数人在护校担负护理教育，绝大多数护理人员在医院承担着临床护理任务。医院是患者集中的场所，护理人员应为全院卫生技术人员总数的50%（其中医生与护士之比为1：2）。护理人员的工作量大，涉及面广，在医院工作中发挥着巨大作用。

一、护理工作在完成医疗任务中的作用

医疗是医院的中心任务，护理工作是医疗工作的重要组成部分，与医疗安全和医疗质量息息相关，两者相互依赖、相互促进、相互影响。若只有高质量的治疗，没有高质量的护理，医疗任务是不能完成的。护理工作具有科学性、时间性、连续性很强的特点，而护士在整个医院工作中是先行官，从门诊、急诊的分诊开始，患者就诊、留院观察、抢救、手术、住院到出院，无一例外地都有护理人员参加。工作实践中证实，护理人员的责任心和业务技术水平如何，与整个医院的医疗质量关系极大。病房护士每天24 h轮流工作在患者身旁，及时观察病情、记录生命体征变化，预防并发症，照顾患者在医疗、生活、心理等方面的需要，保证患者在住院期间得到妥善治疗和护理。

随着先进的医疗技术的发展，在很大程度上更新和改造传统的护理模式，如监护技术、介入性治疗、脏器移植、显微外科及内窥镜的开展，都必须有先进的护理来配合，因此，最佳的护理质量，为正确的诊断和治疗提供了重要依据。实践证明护理工作在完成医疗任务中起着重要作用。

二、护理工作在医院管理工作中的作用

医院管理工作是多方面的，而护理工作是医院管理工作中的重要内容，其管理范围包括门诊、急诊、病房、手术室、供应室等基层护理单元，这些部门是医疗、教学、科研的基地，是直接服务于患者的首要部门，其管理质量的优劣，直接关系到患者的安危和预后，并关系到医院管理质量和管理水平。护理人员在医院的整个编制人数中，占全院职工人数的1/3以上，占卫技人员总数的1/2，绝大部分护理人员分布在临床第一线工作，护理部所制定的总体工作目标、各项规章制度和技术操作规程的贯彻实施

及各项任务的完成，均要通过护士长的临床护理管理去实现。由于护理人员分布面广，与多科室有着密切的联系，因此良好的护理工作在搞好医院管理工作中起着重要的作用。

三、护理工作在预防保健和教学、科研工作中的作用

预防保健工作是护理人员的职责，由于医院多种患者集中容易发生交叉感染，给患者、工作人员和社会人群带来危害。为防止医院感染，护理人员应严格执行消毒隔离制度及无菌技术操作规程，保证安全。而且今后护理人员还要积极承担社区保健工作，走出医院大门，面向街道，直接向群众宣传防病治病、卫生保健知识，提供卫生咨询，开展广阔的护理工作。

医院护理在教学、科研工作中也起着很大作用。医院承担着医学院校、护士学校、各下级医院医护人员的实习进修以及本院医护人员的继续教育等任务，这些任务均需通过病房、门急诊、手术室等基层护理单元去完成，护理部及各级护士长要为各类实习生、进修生创造一个良好的实习条件，选拔临床带教老师，准备实习所需的物品和利于实习的良好环境。上述这些，必须通过基层护理单元的护士长，才能具体贯彻实施，而要保证教学质量，提高教学水平，完成各时期的教学任务，护士长的临床管理水平对此起着决定性的作用，护士长必须按照护生的实习大纲要求，安排学生的实习计划，采取有效措施，保证计划的落实，对进修生和实习医生，护士长也要给予热情的指导和必要的帮助，为他们创造一个良好的实习和进修环境。对各级在职护士，尤其是新毕业低年制的护士，在巩固基础知识和技术操作的基础上，培养和训练她们的专科知识和业务技术，并结合本科专业特点，引进新技术、开展新业务、更新并提高护理人员业务技术水平。

为配合临床科研工作，需要护士密切配合，如医院中许多临床研究，无论是医疗或是护理研究课题，大多都在基层护理单元中通过临床实践研究而成，尤其对大量的临床医疗研究课题，需要护士的配合和协作，例如在药物疗效的观察中，许多疗效指标需要 24 h 持续观察生命体征，患者的主诉，实验标本的采集等，而这些工作必须在

有效临床护理管理中才能使护理人员做到认真负责，仔细倾听患者主诉，密切观察患者体征，详细记录所收集的资料并正确及时地采集实验标本，才能获得可靠的数据，做出科学的研究结论；反之如管理混乱，工作无序，护理人员素质差，则将造成观察不仔细，记录不完整，实验标本采集方法不正规，标本丢失或错误，科研数据不准确、不完整，以致无法做出科学的研究结论。因此护理工作对临床科研工作起到积极的保证作用。

第二章　临床诊疗护理技术

第一节　体位引流术

体位引流术是指利用重力作用使肺、支气管内分泌物排出体外，又称重力引流。

一、适应证

肺脓肿、支气管扩张等有大量痰液而排出不畅；支气管碘油造影前后。

二、禁忌证

呼吸功能不全、有明显呼吸困难和发绀者。近1～2周内曾有大咯血史。严重心血管疾病或年老体弱而不能耐受者。

三、术前准备

1.护士准备

着装整洁，洗手，戴口罩。

2.用物准备

痰杯、漱口水、面巾纸、靠背垫、纱布、木墩，必要时准备吸引器及吸痰用物。

3.患者准备

核对患者的床号、姓名，解释操作的目的、过程和注意事项，监测生命体征和肺部体征。按医嘱进行 X 线检查，对痰液黏稠，不易咳出者，可根据医嘱给予祛痰剂或做雾化吸入法。

4.环境准备

环境清洁、安静，温、湿度适宜，无对流风。

四、操作步骤

1.评估

了解患者的病情，肺部听诊有无湿啰音，明确病变的部位。

2.体位

根据病变部位采取相应的体位，原则上抬高患肺位置，使引流支气管开口向下，同时辅以叩背，以借助重力的作用使痰液排出。病变位于上叶者，取坐位或健侧卧位。病变位于右肺中叶者，取仰卧位稍向左侧；位于左肺的舌叶，取仰卧位稍向右侧。病变位于下叶尖段者，取俯卧位。三种体位床脚均抬高 30～50 cm。病变位于下叶各底段者，床脚抬高 30～50 cm，如为前底段应取仰卧位，外底段应取侧卧位（患侧在上），后底段应取俯卧位。

3.时间

引流宜在饭前 1 h 或饭后 1～3 h 进行，以免引流导致呕吐。每次引流 15～30 min，每日 1～3 次。一般安排在早晨起床时、晚餐前及睡前。

4.观察

引流过程中应有护士或家人协助，以便及时发现异常。引流中注意观察患者反应，若出现咯血、头昏、发绀、呼吸困难、出汗、脉搏细速、疲劳等情况应立即停止引流。注意观察体位引流出痰液的颜色、量、性质以及静置后是否分层。

5.排痰

引流过程中鼓励患者做深呼吸及有效咳嗽，并辅以叩背，以利于痰液排出。

6.引流完毕

叮嘱患者休息。为消除痰液咳出时引起口臭，应用漱口水彻底漱口，以保持口腔清洁，增进食欲，减少呼吸道感染机会。整理用物，记录排出的痰量和性质，必要时将痰液送检。痰液用漂白粉等消毒后再弃去。

五、术后护理

（1）正确留取痰标本并及时送检做细菌培养，以免痰中口腔菌在室温下大量繁殖，影响致病菌的诊断。

（2）注意观察患者的咳嗽、咳痰及肺部湿啰音等情况，以了解引流效果。

第二节　胸膜腔穿刺术

胸膜腔穿刺术是胸外科最常用的诊疗技术之一，通过胸腔穿刺手术，抽出积存于胸腔内的液体、气体、血液及脓液，使受压的肺扩张，改善呼吸功能，减轻中毒症状，预防或治疗胸膜腔感染及胸膜粘连。对抽出物进行细胞学、细菌学、生化分析及常规检查，可以进一步明确诊断，帮助制定治疗方案，并可经胸穿针向胸腔内注入抗生素、抗结核药、止血及肿瘤化疗药物等，因此，胸膜腔穿刺既有诊断价值，又有治疗作用。

一、适应证

（1）用于胸膜腔疾病的诊断性穿刺，以确定是否胸腔存在积液、积气、积脓、积血。

（2）用于胸膜腔疾病的治疗性穿刺，通过抽气、抽液、抽脓、抽胸腔积血来减轻对肺脏的压迫。

（3）用于胸膜腔内注入抗生素、抗结核药、止血药、粘连剂及肿瘤化疗药等。

二、禁忌证

出血性疾病及极度衰竭，难于耐受操作者及巨大肺大疱患者慎用。

三、操作方法

（一）体位

患者取坐位，面向椅背，两手前臂平放于椅背上，前额伏于前壁上，体质衰弱者可取半卧位。

（二）穿刺点定位

抽气可选择腋中线第5～6肋间或锁骨中线第2前肋间。抽液前先进行胸部叩诊，选择实音明显的部位进行穿刺，穿刺点可用甲紫在皮肤上做标记，常选择肩胛下角线第7～9肋间、腋后线第7～8肋间、腋中线第6～7肋间、腋前线第5～6肋间进行。对少量局限性或包裹性积液，可根据X线或超声波检查等确定穿刺点。

（三）消毒

用碘伏局部消毒，戴无菌手套，检查穿刺器械，铺消毒孔巾。

（四）麻醉

用2%利多卡因或普鲁卡因溶液3 mL，在肋骨的上缘穿刺做皮肤到胸膜壁层的局部麻醉，注药前应回抽，观察无气体、液体、血液后方可推注麻醉药。

（五）穿刺

先用止血钳夹住穿刺针后的橡皮胶管或关闭三通，以左手固定穿刺部位局部皮肤，右手持穿刺针（用无菌纱布包裹），沿麻醉部位经肋骨上缘垂直缓慢刺入，有突破感时接上50 mL注射器，松开血管钳或转动三通活塞与注射器相通抽吸胸腔内容物，速度不宜过快。注射器吸满后由助手重新夹住橡皮胶管或关闭三通取下注射器，将内容物推出后，再与橡皮胶管或三通相接。同前步骤再次抽吸，记录抽取液体量并送化验室检查。如需胸腔内注药，在抽液完后，将药液用注射器抽好，经三通或橡皮胶管抽吸少量胸腔积液稀释，然后缓慢注入胸腔内。若为气胸抽气，可按抽液方法反复抽吸，直至患者呼吸困难缓解为止。

（六）最后处理

穿刺完毕，拔出穿刺针，覆盖无菌纱布，稍按压穿刺点片刻，用胶布固定。叮嘱患者床上静卧30分钟，观察术后反应，注意有无并发症。

四、注意事项

（一）准确定位

这是安全及穿刺成功的前提。纵隔、心脏、大血管附近的局限性积液、积脓，或伴有心脏增大、肝脾肿大、严重肺气肿、巨大及广泛肺大疱的患者，决定穿刺时要慎重，通常应根据X线及超声波检查联合定位了解进针的深度及角度。

（二）严格无菌

穿刺过程中，患者不要变动体位、咳嗽或深呼吸，穿刺针不要太浅、太深、太高及太低。抽液速度不宜太快，抽液一次总量不宜太多，避免造成急性肺水肿。

（三）注意观察和紧急情况处理

穿刺过程中要随时注意患者的情况，观察患者的面色和脉搏，如果发现患者有头晕、面色苍白、出汗、心悸、呼吸困难、咳嗽、剧痛、肢冷以及昏厥等胸膜反应时，应立即拔出穿刺针，让患者平卧、吸氧，必要时皮下注射肾上腺素 0.3～0.5 mL，并立即建立静脉通道。

五、术后护理

（一）病情观察

观察患者的脉搏和呼吸状况，及时发现并发症，如血胸、气胸、肺水肿等，必要时协助患者拍胸片，以排除意外损伤导致的肺部并发症。观察穿刺处局部情况，如出现红、肿、热、痛或渗血、渗液等及时通知医师。

（二）记录

记录胸穿操作过程，患者的耐受情况，穿刺液的性状和量，送检的标本，穿刺部位以及术前、术中和术后患者的呼吸情况。

（三）指导

鼓励患者深呼吸，以促进肺膨胀；叮嘱患者静卧，24 h 后方可洗澡，以免穿刺部位感染。如无气胸或其他并发症，术后 1 h 可恢复活动。注入药物者，应叮嘱患者转动体位。

第三节　胸膜腔闭式引流术

全身性疾病，特别是肺部与胸膜疾病或胸外科术后，常常发生胸膜腔积液、积血、积气及积脓。通过胸膜腔闭式引流应用水封瓶虹吸作用使胸膜腔内气体或液体及时引流排出，而不让外界空气和液体进入胸腔，可以促进肺膨胀，控制胸膜腔感染和预防胸膜粘连。

一、适应证

（1）各种胸部术后均需做闭式引流。

（2）中等量以上气胸。

（3）脓胸量多而且黏稠者。

（4）胸腔积血较多，难于穿刺抽吸解除者。

（5）各种原因引起的支气管胸膜瘘、食管胃吻合口瘘、食管破裂等。

二、禁忌证

非胸腔内积气、积液，如肺大疱、肺囊肿等禁用。

三、操作方法

（1）根据病情可采取坐位或半坐位，双手抬高抱头或置于胸前。

（2）根据病情选定插管部位，如系包裹性脓胸，经 X 线或超声波检查定位。

（3）引流部位常规消毒铺单后，局部用 2%利多卡因或普鲁卡因溶液浸润麻醉，并将针头刺入胸腔试抽，以确定有无积液、积血、积脓及积气等。

（4）根据病情可选用肋间切开插管法、套管针插管法及肋骨切除插管法。

1）肋间切开插管法：此方法多用于小儿脓胸及病情危重者，在局麻处用刀切开皮肤 2～3 cm，以中弯血管钳在肋骨上缘向深部逐渐分离，撑开肋间肌，最后穿入胸腔。用血管钳扩大伤口，为插入胸管开辟大小合适的通道。用血管钳夹住引流管末端，再用另一血管钳纵行钳夹引流管前端，经切口插进胸腔内，使侧孔全部进入胸腔至少 1 cm。紧密缝合切口 1～2 针，利用缝线将引流管固定于胸壁，引流管末端接水封瓶，此时可见有液体或气体溢入瓶内。

2）套管针插管法：此方法引流插入的引流管较小，用于排出胸腔内气体或引流较稀薄的液体，在局麻后切开皮肤 1～2 cm，用套管针紧贴肋骨上缘，用持续的力量转动使之逐渐刺入，当套管针尖端进入胸腔时有突然落空感。退出闭孔器，将末端被血管钳夹闭的引流管自套管针插入，送入胸腔。退出套管、缝合皮肤并固定引流管，末端连接水封瓶。

3）肋骨切除插管法：此方法用于脓液黏稠的慢性脓胸，通常在手术室进行，需切除小段肋骨，这样可插入较粗的引流管，使引流通畅。

四、注意事项

（1）分离肋间肌肉组织时，血管钳要紧贴肋骨上缘，避免损伤肋间血管和神经。

（2）排气、放脓不要过快，以防引起纵隔摆动。

（3）切口不宜太大，引流管侧孔不能太浅，否则容易引起皮下气肿，选用的引流管不可过细、过软，内径不要小于 0.8 cm。插入胸腔段以 2～5 cm 为宜。

（4）引流管要低于患者胸腔至少 50 cm。每当搬动患者时，应牢记将水封瓶处置好后再行操作。引流管浸入水下不得过深或过浅，一般以 2 cm 为宜。

（5）拔管时间依病情而定。单纯气胸者，应钳闭引流管观察 24 小时，并经胸透证明病侧肺完全复张无积气时才可拔管。胸腔术后引流管的拔除一般以 36～48 小时为宜。

五、术后护理

（一）保证有效地引流

1.确保引流装置安全

引流瓶应放在低于患者胸部且不易踢到的地方，任何时候其液平面应低于引流管胸腔出口平面 60 cm，以防瓶内的液体反流进入胸腔。妥善固定引流管于床旁，留出适宜长度的引流管，既便于患者翻身活动，又避免过长扭曲受压。

2.协助患者取合适体位

患者通常取半卧位，使胸腔容积增大，有利于呼吸及引流。若患者躺向插管一侧，切勿躺在引流管上，以防压迫或扭曲胸管；侧躺时可在胸管两侧垫折叠的毛巾以防胸管受压。

3.防止胸腔积液或渗出物堵塞引流管

引流液黏稠或引流血液时，应根据病情定时捏挤引流管（由胸腔端向引流瓶端的方向挤压）。怀疑引流管有阻塞，可通过挤压、旋转等方法解除梗阻，同时叮嘱患者咳嗽、深呼吸。如以上方法均不能恢复水柱波动，应及时通知医师处理。

4.密切观察引流管通畅情况

注意引流管内的水柱是否随呼吸上下波动及有无气体自水封瓶液面逸出。必要时，可请患者做深呼吸或咳嗽。如有波动，表明引流通畅。若水柱波动不明显，液面无气体逸出，患者无胸闷、呼吸困难，可能肺组织已复张；若患者呼吸困难加重，出现发绀、大汗、胸闷、气管偏向健侧等症状，怀疑为引流管被血块阻塞，应立即通知医师紧急处理。如同时引流液体，应观察和记录引流液的量、色和性状。胸腔术后第一个24 h 的引流量通常为 200～500 mL。术后引流液多为血性，但若数小时后引流液仍为血性或血性引流液停止后再次出现，应考虑患者胸腔内发生出血，立即通知医师并配合处理。

5.防止意外

搬动患者时需要用两把血管钳将引流管双重夹紧，防止在搬动过程中发生引流管滑脱、漏气或引流液反流等意外情况。若胸腔引流管不慎滑出胸腔时，应叮嘱患者呼气，同时迅速用凡士林纱布及胶布封闭引流口，并立即通知医师进行处理。患者早期下床活动时，应妥善携带胸腔闭式引流装置。

（二）严格执行无菌操作

（1）引流装置应保持无菌，水封瓶内装无菌生理盐水，更换引流瓶或其他连接管时应遵守无菌原则。

（2）引流瓶上的排气管外端应用 1～2 层纱布包扎好，避免空气中尘埃或脏物进入引流瓶内。按规定时间更换引流瓶及引流瓶内的液体（液体最长不超过 24 h），更换时严格遵守无菌操作。更换引流瓶时应注意连接管和接头处彻底消毒，更换前用双钳夹紧引流管近心端，更换完毕检查无误后再放开，以防止气体进入胸腔。伤口敷料每1～2d更换一次，有分泌物渗湿或污染时应及时更换。

（三）肺功能锻炼

鼓励患者每2h进行一次深呼吸、咳嗽和吹气球练习，以促进受压萎陷的肺扩张，加速胸腔内气体排出，促进肺尽早复张。但应避免持续剧烈的咳嗽。

（四）拔管护理

1.拔管指征

一般置管引流48～72h后，引流管无气体逸出，24h引流液小于50 mL，脓液小于10 mL，引流管无气体逸出，1～2d后，患者无气急、呼吸困难。透视或X线胸片显示肺已全部复张，可拔除引流管。

2.拔管方法

安排患者坐在床缘或躺向健侧，叮嘱患者深吸一口气后屏气拔管，迅速用凡士林纱布覆盖，再盖上纱布、胶布固定。对于引流管放置时间长、放置粗引流管者，拔管前留置缝合线，去管后结扎封闭引流管口。

3.拔管后观察

注意观察患者有无胸闷、呼吸困难及切口处漏气、渗液、出血、皮下气肿等情况，尤其是拔管后最初几小时，如发现异常应及时处理。

第四节　支气管镜检查术

口腔、鼻腔、气管导管或气管切开套管插入段、亚段支气管，甚至更细的支气管。可在直视下行活检或刷检、钳取异物，吸引或清除阻塞物，并可做支气管肺泡灌洗，为细胞学或液体成分的分析采取标本；另外，利用支气管镜可注入药物或切除气管内腔的良性肿瘤等。纤维支气管镜检查成为支气管、肺和胸腔疾病诊断及治疗不可缺少的手段。

一、适应证

（1）原因不明的咯血，需明确病因及出血部位，或需局部止血治疗者。

（2）胸部 X 线占位改变或阴影而导致肺不张、阻塞性肺炎、支气管狭窄或阻塞、刺激性咳嗽，经抗生素治疗不缓解，疑似为异物或肿瘤的患者。

（3）X 线胸片检查结果阴性，但痰细胞学检查阳性的"隐性肺癌"者。

（4）性质不明的弥漫性病变、孤立性结节或肿块，需病理学或细胞学检查者。

（5）原因不明的喉返神经麻痹、膈神经麻痹。

（6）不明原因的干咳或局限性哮鸣者。

（7）吸收缓慢或反复发作性肺炎。

（8）需用双导管吸取或涮取肺深部细支气管的分泌物做病原学培养者。

（9）用于治疗用于清除黏稠的分泌物、黏液栓或异物；行支气管肺泡灌洗及用药等治疗。对于气道狭窄者，在支气管镜下行球囊扩张或放置支架等介入治疗。

二、禁忌证

（1）肺功能严重损害，重度低氧血症，不能耐受检查者。

（2）严重心功能不全、高血压或心律失常、频发心绞痛者。

（3）严重肝、肾功能不全，全身状态极度衰竭者。

（4）有出凝血机制严重障碍者。

（5）新近有上呼吸道感染或高热者，哮喘发作或大咯血者需待症状控制后再考虑纤维支气管镜检查者。

（6）有主动脉瘤破裂危险者。

（7）对麻醉药物过敏及不能配合检查者。

三、操作前准备

1.患者准备

向患者及家属说明检查目的、操作过程及有关配合注意事项，以消除紧张情绪，取得合作。纤维支气管镜检查是有创性操作，术前患者应签署知情同意书。患者若有活动性义齿应事先取出。有出血倾向者需做凝血时间和血小板计数。对年老体弱、心肺功能差者需做心电图和肺功能检查。完善患者的影像学检查资料，以确定病变位置。患者术前 4 h 禁食禁水，以防误吸。

2.术前用药评估

患者对消毒剂、局麻药或术前用药是否过敏，防止发生变态反应。术前半小时遵医嘱给予阿托品 0.5 mg 和地西泮 10 mg 肌内注射，以减少呼吸道分泌和镇静。

3.物品准备

备好吸引器和复苏设备，以防术中出现喉痉挛和呼吸窘迫，或因麻醉药物的作用抑制患者的咳嗽和呕吐反射，使分泌物不易咳出。

四、操作中护理

纤维支气管镜检查可经鼻或口插入，目前大多数经鼻插入。患者常取仰卧位，不能平卧者，可取坐位或半坐位。医师检查时，护士应密切观察患者的生命体征和反应，如果检查中患者突然出现血压显著升高或降低、心律失常、面部和口唇发绀、烦躁不安等时立即报告医师，停止检查，并按医嘱进行相应处理。按医师指示经纤维支气管镜滴入麻醉剂做黏膜表面麻醉，并根据需要配合医师做好吸引、灌洗、活检、治疗等相关操作。

五、操作后护理

1.病情观察

密切观察患者有无发热、胸痛、呼吸困难；观察分泌物的颜色和特征。向患者说明术后数小时内，特别是活检后会有小量咯血及痰中带血，不必担心。对咯血量较多者应通知医师，并防止窒息的发生。

2.避免误吸

术后 2 h 内禁食、禁水。麻醉消失、咳嗽和呕吐反射恢复后可进温凉流质或半流质饮食。进食前先试验小口喝水，无呛咳再进食。

3.减少咽喉部刺激

术后数小时内避免吸烟、谈话和咳嗽，使声带得以休息，以免声音嘶哑和咽喉部疼痛。

第三章　消化系统疾病护理

第一节　胃食管反流病

胃食管反流是指胃内容物，包括从十二指肠流入胃的胆盐和胰酶等反流入食管，它分生理性和病理性 2 种。病理性反流是由于食管下括约肌的功能障碍和（或）与其功能有关的组织结构异常，以至于 LES 压力低下而出现的反流，引起一系列临床症状和并发症。

一、病因和发病机制

（一）抗反流屏障功能低下

1.LES 压力低下

LES 压力降低是引起胃食管反流的主要原因。

2.LES 周围组织作用减弱

如缺少腹腔段食管，致使腹内压增高时不能传导腹内压至 LES 使之收缩达到抗反流的作用；小婴儿食管角（由食管和胃贲门形成的夹角、His 角）较大（正常为 30°～50°）；横膈肌钳夹作用减弱；膈食管韧带和食管下端黏膜瓣解剖结构发生器质性或功能性病变时等，均可破坏其正常的抗反流功能。

（二）食管廓清能力降低

正常情况下，食管廓清能力是依靠食管的推动性蠕动、唾液的中和作用、食管的重力和食管黏膜下分泌的碳酸氢盐等多种因素发挥其对反流物的清除作用以缩短反流物和食管黏膜的接触时间；当食管蠕动振幅减弱或消失或出现病理性蠕动时，食管通过蠕动清除反流物的能力即下降，同时延长了反流的有害物质在食管内的停留时间，增加了对黏膜的损伤。

（三）食管黏膜的屏障功能破坏

屏障作用是由黏液层、细胞内的缓冲液、细胞代谢及血液供应构成。反流物中的某些物质（主要是胃酸、胃蛋白酶，其次为十二指肠反流入胃的胆盐和胰酶）使食管黏膜的屏障功能受损，黏膜抵抗力减弱，引起食管黏膜炎症。

（四）胃、十二指肠功能失常

（1）胃排空功能低下使胃内容物和压力增加，当胃内压增高超过 LES 压力时可诱发 LES 开放；胃容量增加又导致胃扩张，致使贲门食管段缩短，使抗反流屏障功能降低。

（2）十二指肠病变时，贲门括约肌关闭不全导致十二指肠胃反流。

二、临床表现

（一）呕吐

新生儿和婴幼儿以呕吐为主要表现。

（二）反流性食管炎

（1）烧灼感：位于胸骨下端，饮用酸性饮料可使症状加重，服用抗酸剂症状减轻。

（2）咽下疼痛：如并发食管狭窄则出现严重呕吐和持续性咽下困难。

（3）呕血和便血：食管炎严重者可发生溃疡和糜烂，出现呕血或黑便症状。

（三）Barrette sophagus 食管

即食管下端的正常复层鳞状上皮被增生的柱状上皮替代。其主要合并症为食管溃疡、狭窄和腺癌。溃疡往往较深可发生食管气管瘘。

（四）其他全身症状

1.吸入综合征

反流物直接或间接引发呼吸系统疾病，表现为反复呼吸道感染、慢性呼吸道疾病、难治性哮喘、反复发作的吸入性肺炎、早产儿呼吸暂停和窒息、婴儿猝死综合征等。

2.营养不良

营养不良见于 80%左右的患者，主要表现为食欲不振和消瘦。

3.其他

如声音嘶哑、中耳炎、鼻窦炎、反复口腔溃疡、龋齿等。部分患者可出现精神、神经症状。

（1）Sandifer 综合征：是指病理性 GER 患儿呈现类似斜颈样的"公鸡头样"的姿势，同时伴有胃食管反流、杵状指、蛋白丢失性肠病及贫血。

（2）婴儿哭吵综合征：表现为易激惹、夜惊、进食时哭闹等。

三、诊断

GER 临床表现复杂且缺乏特异性，仅凭临床症状难以区分生理性 GER 或病理性 GER。目前，依靠任何一项辅助检查均很难确诊，必须采用综合诊断技术。凡临床发现不明原因造成反复呕吐、咽下困难、反复发作的慢性呼吸道感染、难治性哮喘、生长发育迟缓、营养不良、贫血、反复出现窒息、呼吸暂停等症状时都应考虑到 GER 存在的可能性，必须针对不同情况，选择必要的辅助检查，以明确诊断。

四、治疗

（一）体位治疗

体位治疗是一种简单、有效的治疗方法。在清醒状态下最有效的体位为直立位和坐位，睡眠时保持右侧卧位，将床头抬高 20～30 cm，以促进胃排空，减少反流频率及反流物吸入。

（二）饮食疗法

应少量多餐，以高蛋白低脂肪饮食为主，睡前 2 小时不予进食，保持胃处于非充盈状态，避免食用降低 LLES 张力和增加胃酸分泌的食物，如酸性饮料、高脂饮食、巧克力和辛辣食品。

（三）药物治疗

药物治疗包括 3 类：促胃肠动力药、抗酸或抑酸药、黏膜保护剂。

1.促胃肠动力药

促胃肠动力药能提高 LES 张力，增加食管和胃蠕动，提高食管廓清能力，促进胃排空，从而减少反流和反流物在食管内的停留时间。①多巴胺受体拮抗剂甲氧氯普胺（灭吐灵、胃复安），除抗多巴胺作用外，还具有胆碱能和中枢性止吐作用。常用剂量为每次 0.1 mL/kg，每天 3～4 次，该药具有对中枢神经系统的不良反应，易出现锥体外系异常症状，故应慎重使用；多潘立酮（吗丁啉）为选择性、周围性多巴胺β₂受体拮抗剂，使胃肠道上部的蠕动和张力恢复正常，促进胃排空，增加胃窦和十二指肠运动，协调幽门收缩，增强食管蠕动和 LES 张力，常用剂量为每次为 0.2～0.3 mg/kg，每天 3 次，饭前半小时及睡前口服。②通过乙酰胆碱起作用的药物西沙必利，为新型全胃肠动力剂，是甲苯酰胺的衍生物，无拟胆碱能作用，也无抗多巴胺作用，主要作用于肠肌层神经丛运动神经元的 5-羟色胺受体，增加乙酰胆碱释放。从而诱导和加强了胃肠道生理运动，常用剂量为每次 0.1～0.2 mg/kg，每天 3 次口服。

2.抗酸和抑酸药

抗酸和抑酸药主要作用为抑制酸分泌、中和胃酸以减少反流物对食管黏膜的损伤，提高 LES 张力。①抑酸药 H₂受体拮抗剂：常用雷尼替丁（甲硝呋胍、胃安太定）、西咪替丁（甲氰咪胍、泰为美）；质子泵抑制剂，如奥美拉唑镁（洛赛克）。②中和胃酸药如氢氧化铝凝胶，多用于年长儿。

3.黏膜保护剂

黏膜保护剂如硫酸铝（胃溃宁）、硅酸铝盐（思密达）。

（四）外科治疗

早期诊断和及时采用体位、饮食、药物等治疗方法后，大多数症状能明显改善和痊愈。具有下列指征可考虑外科手术：①内科治疗 6～8 周无效，有严重并发症（消化道出血、营养不良、生长发育迟缓）。②严重食管炎伴溃疡、狭窄或发现有食管裂孔疝者。③有严重的呼吸道并发症，如呼吸道梗阻、反复发作吸入性肺炎或窒息、伴支气管肺发育不良者。④合并严重神经系统疾病。手术治疗目的是加强下食管括约肌功能，目前多采用 Nissen 胃底折叠术加胃固定术。

五、护理措施

治疗原则是减少胃内容物反流，降低反流物的刺激性，改善食管下段括约肌功能。

（一）减少反流

由于反流易在夜间，患者处于水平位及头低脚高位时，所以应将床头抬高使床头至床尾有一个斜形坡度，这样即使反流也能较快消除。叮嘱患者睡前不再进食，晚餐与入睡的间隔应拉长，时长大于 3 小时。每餐后让患者处于直立位或餐后散步，借助重力促进食物排空。另外要忌食刺激性食物，避免剧烈运动。

（二）降低反流物的刺激性

降低反流物的刺激性可服用药物，如甲氰咪胍、雷尼替丁，能抑制、减少胃酸分泌。也可用洛赛克 20 mg 每晚 1 次，另可用氢氧化铝凝胶 10 mL，每天 3 次口服，能减少胃酸的刺激。

（三）改善食管下段括约肌的功能

餐前 15～30 分钟服用甲氧氯普胺（胃复安）或吗丁啉，可增加食管下段括约肌的压力，加速胃的排空，减少反流。也可用西沙必利这种新型胃肠道促动力药。

第二节　急性胃炎

一、病因和诱因

急性胃炎是指胃黏膜的急性炎症，其主要病变是胃黏膜的糜烂和出血，故常称为急性糜烂出血性胃炎。病变可局限于胃窦、胃体，也可波及全胃。常见病因有以下几种。

1.急性应激

急性应激多由重要脏器严重病变、颅内病变及大手术、创伤、大面积烧伤、休克等所致。发病机制尚未完全明确。以胃腔内渗血常见，约 20%患者可发生较大量出血，少数患者发生急性溃疡，称为应激性溃疡。

2.理化因素

化学物质，其中常见的是药物，如阿司匹林、吲哚美辛、磺胺、激素、铁剂、抗肿瘤药等；其他如胆汁反流、乙醇。留置胃管、胃内异物、胰腺癌放疗后都可造成物理性胃黏膜损伤。

3.幽门螺杆菌（Hp）感染

幽门螺杆菌（Hp）感染常引起急性胃炎或在慢性胃炎基础上导致病变急性活动。

二、临床表现

临床表现为轻者多无症状或仅有上腹不适、疼痛及食欲下降、恶心、呕吐等消化不良表现。胃部出血一般呈少量、间歇，可自行停止；大出血时呈呕血、黑粪。持续少量渗血可致贫血。体检可有上腹部轻压疼痛。

三、辅助检查

通过纤维胃镜可确定诊断。

四、治疗要点

1.祛除病因或诱因

由药物引起者应立即停止用药，酗酒者宜戒酒。

2.对症治疗

如上消化道出血、胃酸过多等的治疗。

五、常用护理诊断/问题

1.疼痛

疼痛与胃酸刺激或平滑肌痉挛有关。

2.营养失调，低于机体需要量

营养失调，低于机体需要量与畏食、消化吸收不良、持续出血有关。

六、护理措施

1.病情观察

观察上腹部不适的部位，注意疼痛的性质、程度以及有无上消化道出血等。

2.一般护理

患者要注意休息，避免劳累；急性出血时应卧床休息。饮食上一般进无渣、温热、半流质饮食。少量出血时可给牛奶、米汤等流质，以中和胃酸，有利于胃黏膜的修复。呕血者应暂时禁食。

七、健康指导

（1）告诉患者及家属，本病为胃的一种急性损害，只要祛除病因和诱因，是能治愈的，也是可以防止发展为慢性胃炎的。

（2）指导患者饮食要有规律性，少食多餐，避免刺激性食物和对胃有损害的药物，或遵医嘱从小量开始、饭后服药；要节制烟酒。

（3）遵医嘱坚持服药，并定期门诊复查。

第三节　慢性胃炎

慢性胃炎是由不同原因引起的胃黏膜慢性炎症。病变可局限于胃的一部分（常见于胃窦部），也可累及整个胃部。慢性胃炎一般可分为慢性浅表性胃炎、慢性萎缩性胃炎两大类，前者是慢性胃炎中最常见的一种，占60%～80%，后者则由于易发生癌变而受到人们的关注。慢性胃炎的发病率随年龄增长而增加。

一、护理要点

合理应用药物，及时对症处理；戒除烟酒嗜好，注意养成良好的饮食习惯；做好健康指导，保持良好心理状态；重视疾病变化，定期检查随访。

二、护理措施

（1）慢性胃炎的患者应立即解除疲劳的工作状态而加强休息，必要时卧床休息。患者应撇开一切烦恼，保持安详、乐观的人生态度。周围环境应保持清洁、卫生和安静。可以听一点轻音乐，将有助于慢性胃炎的康复。

（2）改变不规律进食、过快进食或暴饮暴食等不良习惯，养成定时、定量规律进食的好习惯。进食宜细嚼慢咽，使食物与唾液充分混合，减少对胃黏膜的刺激。

（3）停止进食过冷、过烫、辛辣、高钠、粗糙的食物。患者最好以细纤维素、易消化的面食为主食。

（4）慢性胃炎的患者必须彻底戒除烟酒，最好也不要饮用浓茶。

（5）停止服用水杨酸类药物。对胃酸减少或缺乏者，可适当喝米醋。

三、用药及注意事项

1.保护胃黏膜

（1）硫糖铝：它能与胃黏膜中的黏蛋白结合，形成一层保护膜，是一种很好的胃黏膜保护药。同时，它还可以促进胃黏膜的新陈代谢。每次 10 g，每日 3 次。

（2）生胃酮：能促使胃黏液分泌增加和胃黏膜上皮细胞寿命延长，从而形成保护黏膜的屏障，增强胃黏膜的抵抗力。每次 50～100 mg，每日 3 次，对高血压患者不宜应用。

（3）胃膜素：为猪胃黏膜中提取的抗胃酸多糖质，遇水变为具有附着力的黏浆，附贴于胃黏膜而起保护作用，并有抑制酸作用。每次 2～3g，每日 3 次。

（4）麦滋林-S 颗粒：此药具有胃黏膜保护功能，最大的优点是不被肠道吸收入血，故几乎无任何不良反应。每次 0.67 g，每日 3 次。

2.调整胃运动功能

（1）胃复安：能抑制延脑的催吐化学感受器，有明显的镇吐作用；同时能调整胃窦功能，增强幽门括约肌的张力，防止和减少碱性反流。每次 5～10 mg，每日 3 次。

（2）吗丁啉：作用较胃复安强而不良反应少，且不透过血脑屏障，不会引起锥体外系反应，是目前较理想的促进胃蠕动的药物。每次 10～20 mg，每日 3 次。

（3）西沙必利（普瑞博思）：作用类似吗丁啉，但不良反应更小，疗效更好。每次 5 mg，每日 3 次。

3.抗酸或中和胃酸

（1）甲氰咪胍：它能使基础胃酸分泌减少约 80%，使各种刺激引起的胃酸分泌减少约 70%。每次 200 mg，每日 3 次。

（2）泰为美：作用比较温和，而且能符合胃的生理功能，是比较理想的治疗胃酸增多的慢性浅表性胃炎的药物。每次 400 mg，每日 3 次。

4.促胃酸分泌

（1）康胃素：能促进胃肠功能，使唾液、胃液、胆液、胰液及肠液等的分泌增加，从而加强消化功能，有利于胃酸的恢复。

（2）多酶片：每片内含淀粉酶 0.12 g、胃蛋白酶 0.04 g、胰酶 0.12 g，作用也是加强消化功能。每次 2 片，每日 3 次。

5.抗感染

（1）庆大霉素：庆大霉素口服每次 40000 U，每日 3 次；对于治疗诸如上呼吸道炎症、牙龈炎、鼻炎等慢性炎症，有较快较好的疗效。

（2）德诺（De-Nol）：其主要成分是胶体次枸橼酸铋，具有杀灭幽门螺杆菌的作用。每次 240 mg，每日 2 次。服药时间最长不得超过 3 个月，因为久服胶体铋，有引起锥体外系中毒的危险。

（3）三联疗法：即胶体枸橼酸铋+甲硝唑+四环素或羟氨苄青霉素，是当前根治幽门螺杆菌的最佳方案，根治率可达 96%。

用法为：德诺每次 240 mg，每日 2 次；甲硝唑每次 0.4 g，每日 3 次；四环素每次 500 mg，每日 4 次；羟氨苄青霉素每次 1.0 g，每日 4 次。此方案连服 14 天为 1 个疗程。

四、健康指导

对患者进行心理疏导治疗，往往能收到良好的效果。告诫患者生活要有规律，保持乐观情绪；饮食应少食多餐，戒烟酒，以清淡无刺激性易消化为宜；禁用或慎用阿司匹林等可致溃疡的药物；定期复诊，如上腹疼痛节律发生变化或出现呕血、黑便时应立即就医。

第四节 胃、十二指肠溃疡

消化性溃疡指主要发生于胃和十二指肠黏膜的慢性溃疡，其发生与胃酸及胃蛋白酶的消化作用有关，故称为消化性溃疡。其临床表现特征为具有慢性、周期性、节律性的上腹部疼痛。绝大多数（95%以上）消化性溃疡发生于胃和十二指肠球部，故又称胃、十二指肠溃疡。胃溃疡多发生于胃小弯及胃角处；十二指肠溃疡常见于球部，又称十二指肠球部溃疡，若两者同时存在，称为复合性溃疡，绝大多数消化性溃疡是单个发生，若有两个以上溃疡灶，则称为多发性溃疡。大多数患者用药物治疗，溃疡愈合，预后良好，但复发率较高；出现并发症者，预后较差。经严格的药物治疗无效者或发生严重并发症时，应采取手术治疗。本病是一种世界范围的多发病、常见病，5%～10%人群在其一生中的某一时期患过胃溃疡或十二指肠溃疡。该病见于任何年龄，20～50 岁发病者居多，男性多于女性，男女之比为 5.23∶1～6.5∶1。据统计，十二指肠溃疡比胃溃疡多见，两者比例约为 3∶1，十二指肠溃疡的发病年龄较胃溃疡约早 10 年。溃疡病具有明显的季节性和地域性，好发于秋末至春初；南方高于北方，城市多于农村。

一、病因及发病机制

溃疡病病因与发病机制迄今未明。目前认为，主要由于胃、十二指肠局部黏膜的保护性因素与损害性因素失去平衡所致，即保护性因素削弱及（或）损害性因素增强时，发生溃疡。

（一）损害性因素增强

损害性因素主要包括幽门螺杆菌（Hp）感染、胃酸和胃蛋白酶、药物、不良食物及生活习惯、精神因素等。

1.胃酸和胃蛋白酶

胃酸的腐蚀作用与胃蛋白酶的蛋白水解作用均破坏黏膜的屏障，致消化性溃疡的形成，两者相互作用更具侵袭力，其中胃酸分泌过多占主导作用。

2.药物

某些非甾体类抗炎药，如阿司匹林等，刺激胃酸过度分泌，抑制环氧化酶活性，选择性抑制前列腺素合成，减少黏膜血流等，破坏胃黏膜防御系统。

3.不良生活习惯

饮食不规律和不良生活习惯，进食粗糙和刺激食物，如咖啡、烈酒、浓茶、辛辣食物等均刺激胃酸分泌，促进溃疡的发生。

4.其他因素

消化性溃疡具有遗传倾向及家族群聚现象；吸烟及酗酒直接增加发病机会；精神紧张、心理压力大，刺激胃酸分泌，诱发溃疡；研究结果发现，O 型血型者的发病率高于其他血型。

（二）保护性因素削弱

保护性因素主要包括胃黏液-胃黏膜屏障完整性、黏膜良好的血液循环和上皮细胞的强大再生能力、前列腺素的保护机制等。当胃黏膜保护作用减弱时，即胃黏膜保护屏障等被破坏，不能有效地对抗胃酸和胃蛋白酶的消化作用而致溃疡形成。

（三）幽门螺杆菌（Hp）感染

近年来大量实验研究证明，Hp 感染是造成消化性溃疡的重要病因及复发因素。Hp 常常寄生于胃黏膜，引起胃黏膜自我保护屏障作用下降，刺激胃酸分泌增加，从而引发消化性溃疡。

二、临床表现

（一）症状

1.诱因

发病前常有吸烟、无规律饮食、暴饮暴食及辛辣刺激食物史；服用非甾体类抗炎药物，如阿司匹林、肾上腺素皮质类固醇等；精神紧张、压抑、突发事件等。

2.上腹部疼痛

消化性溃疡的上腹疼痛均呈慢性、周期性发作，但在疼痛的性质、部位、时间、节律性等方面有所差别。①慢性：长期反复发作，病程一般为6～7年，有的长达20～30年或更长。②周期性：发作与缓解周期性交替出现，全年均可发作，每次发作持续数周至数月，以秋末至春初发作者为多。

3.其他症状

胃肠道症状，如反酸、嗳气、上腹部饱胀不适、恶心、呕吐、食欲不振等。由于病程长，呈慢性过程，易造成营养失调，如贫血、体重下降等，因神经功能的失调出现失眠、多汗等全身症状。

（二）体征

消化性溃疡缓解期无明显体征，活动期可有上腹局限性的压痛点。如出现并发症可有相应的体征。

（三）并发症

1.出血

上消化道出血是消化性溃疡最常见的并发症。患者并发出血前，常有中上腹疼痛感加重，出血后因充血减轻，血液稀释和中和胃酸作用而使腹痛减轻。出血表现取决于出血的速度和量，轻者出现黑便、呕血，重者出现头晕、无力、口渴、心悸、血压下降，甚至昏厥和休克。

2.穿孔

当溃疡较深并穿透浆膜层时称为穿孔。急性穿孔是最严重的并发症，临床以十二指肠溃疡穿孔为多见。当胃肠内容物流入腹腔时，引起急性弥漫性腹膜炎，主要表现为突然剧烈腹痛伴恶心、呕吐，伴腹膜刺激征，肠鸣音减弱或消失，肝浊音界缩小或消失，甚至休克。

3.幽门梗阻

幽门梗阻常发生于十二指肠溃疡和幽门附近的胃溃疡。由于溃疡周围组织充血、水肿引起的幽门平滑肌痉挛（暂时性幽门梗阻）；也因溃疡愈合，瘢痕形成或与周围组织粘连而引起幽门阻塞（永久性幽门阻塞）。其表现为上腹部饱胀、疼痛于餐后加重，呕吐物为发酵宿食，不含胆汁，大量呕吐后疼痛可有短暂缓解。严重呕吐可致脱水、低氯低钾性碱中毒和营养不良，上腹部可见胃蠕动波和听到振水音。X 线钡餐检查显示胃扩张、胃潴留及胃排空延迟。

4.癌变

癌变主要见于胃溃疡。其病史长，年龄在 45 岁以上，常出现腹痛加重、节律性消失，食欲减退，体重明显减轻，贫血，大便隐血试验持续阳性。胃镜检查可证实。

三、辅助检查

（一）胃镜检查

胃镜检查为消化性溃疡最有价值的检查方法。可直视病变性质或做组织病理学检查，溃疡呈圆形或椭圆形，深可至黏膜肌层，为单个或多个，表面覆盖灰白或黄纤维渗出。

（二）X 线钡餐检查

X 线钡餐检查是诊断消化性溃疡的重要检查方法，其直接征象是龛影，间接征象是十二指肠球部的三叶草形或其他形状的改变。穿孔者膈下可见游离气体。

（三）其他检查

Hp 检测为常规检查项目，DU 阳性率 90%，GU 阳性率为 60%；胃液分析可判断胃酸分泌量是否增多；大便隐血试验阳性提示溃疡期，胃溃疡患者持续阳性，提示有癌变可能。

四、诊断要点

有诱因明确，呈慢性、周期性、规律性反复发作的上腹疼痛，伴反酸、暖气、恶心、呕吐及局部压痛等表现，结合 X 线钡餐检查和胃镜检查即可确诊。

五、治疗要点

采用综合性治疗，以消除病因、缓解症状、促进溃疡愈合、防止溃疡复发、预防并发症为原则。

（一）诱因治疗

避免感染、情绪过度紧张、焦虑和劳累，生活有规律；养成良好的生活方式，戒烟、戒过度饮酒；避免服用非甾体类抗炎药物，如阿司匹林、利血平等。

（二）药物治疗

由于消化性溃疡自然病程长，复发率高，坚持正确合理地服药是治疗和预防复发的重要措施。药物主要有降低胃酸药物、增强胃黏膜保护作用药物和抗幽门螺杆菌药物。

1.抑制胃酸药物

抑制胃酸药物包括抗酸剂和抑制胃酸分泌药两类。

（1）抗酸剂：主要作用是中和胃酸、保护胃黏膜、缓解疼痛，如碳酸氢钠、碳酸钙、氧化镁、氢氧化铝凝胶等，此类药物需大量多次应用，故不作为常规用药，只作为加强止痛的辅助治疗。

（2）抑制胃酸分泌药：主要有 H_2 受体拮抗剂和质子泵抑制剂两类。①组织胺 H_2 受体拮抗剂（H_2RA）治疗胃、十二指肠溃疡的首选药物。此类药物主要通过竞争结合 H_2 受体，使壁细胞分泌胃酸减少，具有显著的抑制作用。常用药物有西咪替丁、雷尼替丁、法莫替丁等。②质子泵抑制剂（PPI）：质子泵是 H^+/K^+-ATP 酶，可驱动细胞内 H^+ 与细胞外 K^+ 交换，而质子泵抑制剂明显减少此类交换，从而抑制酸的分泌。临床上常用于难治性和顽固性溃疡的治疗。代表药物有奥美拉唑、兰索拉唑、拉贝拉唑。

2.保护胃黏膜药物

（1）枸橼酸铋钾（CBS）：通过保护黏膜、隔离溃疡、抗幽门螺杆菌等作用产生疗效。

（2）硫糖铝：在酸性环境中形成糊状黏稠物，附着于溃疡面，阻止胃酸侵袭溃疡表面，有利于溃疡修复。宜在每次进餐前 1 h 口服，不宜与含有胃蛋白酶的多酶片合用，连服 4～6 周为一个疗程。

（3）前列腺素 E：此类药具有细胞保护作用，加强胃黏膜的防卫能力。主要应用于非类固醇性抗炎剂，如消炎痛、布洛芬服用者。临床上应用较广泛的制剂是米索前列醇。临床上不列为消化性溃疡的常规治疗药物。

（4）其他：近年来临床上应用的胃黏膜保护药物还有表皮生长因子、生长抑素等。

3.抗 Hp 药物

临床上多采用根除 Hp 的三联疗法，效果较好。治疗方案为抑制胃酸分泌药加抗菌药物或起协同作用的胶体铋剂联合应用，例如选用一种质子泵抑制剂（PPI）或一种胶体铋剂（枸橼酸铋钾）加上两种抗菌药物（如克拉霉素、阿莫西林、甲硝唑中的任意两种）。

4.并发症治疗

急性穿孔须外科手术；幽门梗阻应纠正水、电解质紊乱和代谢性碱中毒，胃肠减压等。

六、护理措施

（一）一般护理

1.养成良好的生活方式

注意个人及环境卫生，病室、洗手间及便器定期消毒处理；疼痛严重或出现并发症时卧床休息；病情缓解后鼓励适当下床活动，注意劳逸结合，避免劳累。克服不良的嗜好，戒烟酒。

2.饮食护理

应选择营养丰富，易于消化的食物，少量多餐、定时定量、细嚼慢咽，避免过饱、餐间零食和睡前进食，以维持正常消化活动规律。主食应以面食为主，或软饭、米粥代替；适量蛋白质和脂肪，如脱脂牛奶，宜在两餐之间饮用，但不宜多饮。避免食用机械性刺激性强的食物（生、冷、硬、粗纤维多的蔬菜、水果，葱头、芹菜、韭菜、粗糙的米、面、干果等）和化学性刺激强的食物（浓肉汤、咖啡、巧克力、油炸食品、味精、酸辣、香料、酸醋、碳酸饮料、酒类等）。症状得到控制，应尽快恢复正常的饮食规律。

（二）病情观察

注意观察腹痛的部位、性质、发作的规律，与饮食、服药的关系；对突发性腹部剧痛，应注意有无穿孔的发生；注意观察呕吐物及粪便颜色、性质和数量，若有呕血、黑便、突发性腹痛等情况应及时报告医师。

（三）对症护理

针对患者出现腹痛、恶心、呕吐等症状采取相应护理外，应注意：①应用非甾体类抗炎药物患者停药。②嗜烟患者劝其戒除。③指导患者缓解疼痛具体方法，如表现为空腹痛或午夜痛，患者可备食物（苏打饼干等）在疼痛前食用或服制酸药物以防疼痛。

第四章　泌尿系统护理

第一节　急性肾小球肾炎

急性肾小球肾炎（acute glomerulonephritis，AGN）简称急性肾炎，是以急性肾炎综合征为主要表现的一组疾病。其特点为起病急，患者出现血尿、蛋白尿、水肿和高血压，可伴有一过性氮质血症。本病好发于儿童，男性居多。常有前驱感染，多见于链球菌感染后，其他细菌、病毒和寄生虫感染后也可引起。本部分主要介绍链球菌感染后的急性肾炎。

一、病因及发病机制

急性肾小球肾炎常发生于 β-溶血性链球菌"致肾炎菌株"引起的上呼吸道感染（多为扁桃体炎）或皮肤感染（多为脓疱疮）后，感染导致机体产生免疫反应而引起双侧肾脏弥漫性的炎症反应。目前多认为，链球菌的主要致病抗原是细胞质或分泌蛋白的某些成分，抗原刺激机体产生相应抗体，形成免疫复合物沉积于肾小球而致病。同时，肾小球内的免疫复合物可激活补体，引起肾小球内皮细胞及系膜细胞增生，并吸引中性粒细胞及单核细胞浸润，导致肾脏病变。

二、临床表现

（一）症状与体征

1.尿异常

几乎所有患者均有肾小球源性血尿，约 30%出现肉眼血尿，且常为首发症状或患者就诊的原因。可伴有轻、中度蛋白尿，少数（＜20%）患者可呈大量蛋白尿。

2.水肿

80%以上患者可出现水肿，常为起病的初发表现，表现为晨起眼睑水肿，呈"肾炎面容"，可伴有下肢轻度凹陷性水肿，少数严重者可波及全身。

3.高血压

约80%患者患病初期水钠潴留时，出现一过性轻、中度高血压，经利尿后血压恢复正常。少数患者可出现高血压脑病、急性左心衰竭等。

4.肾功能异常

大部分患者起病时尿量减少（40～700 mL/d），少数为少尿（＜400 mL/d）。可出现一过性轻度氮质血症。一般于1～2周后尿量增加，肾功能于利尿后数日恢复正常，极少数出现急性肾衰竭。

（二）并发症

前驱感染后常有1～3周（平均10 d左右）的潜伏期。呼吸道感染的潜伏期较皮肤感染短。本病起病较急，病情轻重不一，轻者仅尿常规及血清补体C_3异常，重者可出现急性肾衰竭。大多预后良好，常在数月内临床自愈。

三、辅助检查

（1）尿液检查：均有镜下血尿，呈多形性红细胞。尿蛋白多为（+）～（++）。尿沉渣中可有红细胞管型、颗粒管型等。早期尿中白细胞、上皮细胞稍增多。

（2）血清C_3及总补体：发病初期下降，于8周内恢复正常，对本病诊断意义很大。血清抗链球菌溶血素"O"滴度可增高，部分患者循环免疫复合物（circulating immune complex，CIC）阳性。

（3）肾功能检查：内生肌酐清除率（endogenous creatinine clearance rate，CC）降低，血尿素氮（blood urea nitrogen，BUN）、血肌酐（creatinine，Cr）升高。

四、诊断要点

（1）链球菌感染后1～3周出现血尿、蛋白尿、水肿、高血压，甚至少尿及氮质血症。

（2）血清补体 C_3 降低（8 周内恢复正常），即可临床诊断为急性肾小球肾炎。

（3）若肾小球滤过率进行性下降或病情 1～2 个月尚未完全好转的应及时做肾活检，以明确诊断。

五、治疗要点

治疗原则：以休息、对症处理为主，缩短病程，促进痊愈。本病为自限性疾病，不宜用肾上腺糖皮质激素及细胞毒药物。急性肾衰竭患者应予透析。

（一）对症治疗

利尿治疗可消除水肿，降低血压。利尿后高血压控制不满意时，可加用其他降压药物。

（二）控制感染灶

以往主张使用青霉素或其他抗生素 10～14 d，现其必要性存在争议。对于反复发作的慢性扁桃体炎，待肾炎病情稳定后，可作扁桃体摘除术，术前后 2 周应注射青霉素。

（三）透析治疗

对于少数发生急性肾衰竭者，应予血液透析或腹膜透析治疗，帮助患者度过急性期，一般不需长期维持透析。

六、护理评估

（1）健康史：询问发病前 2 个月有无上呼吸道和皮肤感染史，起病急缓，就诊原因等，既往呼吸道感染史。

（2）身体状况：评估水肿的部位、程度、特点，血压增高程度，有无局部感染灶存在。

（3）心理及社会因素：因患者多为儿童，对疾病的后果常不能理解，因而不重视疾病，不按医嘱注意休息，家属则往往较急，过分约束患者，年龄较大的患者因休学、长期休息而产生焦虑、悲观情绪。评估患者及家属对疾病的认识，目前的心理状态等。

（4）辅助检查：周围血常规有无异常，淋巴细胞是否升高。

七、护理目标

（1）能自觉控制水、盐的摄入，水肿明显消退。

（2）患者能逐步达到正常活动量。

（3）无并发症发生，或能早期发现并发症并积极配合抢救。

八、护理措施

（一）一般护理

急性期患者应绝对卧床休息，以增加肾血流量和减少肾脏负担。应卧床休息6周～2个月，待尿液检查只有蛋白尿和镜下血尿时，方可离床活动。病情稳定后逐渐增加运动量，避免劳累和剧烈活动，坚持1～2年，待完全康复后才能恢复正常的体力劳动。存在水肿、高血压或心力衰竭时，应严格限制盐的摄入，一般禁盐应低于3 g/d，特别严重的病例应完全禁盐。在急性期，为减少蛋白质的分解代谢，限制蛋白质的摄取量为0.5～0.8 g/（kg·d）。当血压下降，水肿消退，尿蛋白减少后，即可逐渐增加食盐和蛋白质的量。除限制钠盐外，还应限制液体摄入量，进水量的控制本着宁少勿多的原则。每日进水量应为不显性失水量（约500 mL）加上24 h尿量，此进水量包括饮食、饮水、服药、输液等所含水分的总量。另外，饮食应注意热量充足、易于消化和吸收。

（二）病情观察

注意观察水肿的范围、程度，有无胸腔积液、腹水，有无呼吸困难、肺部湿啰音等急性左心衰的征象；监测高血压动态变化，监测有无头痛、呕吐、颈项强直等高血压脑病的表现；观察尿的变化及肾功能的变化，及早发现有无肾衰竭的可能。

（三）用药护理

在使用降压药的过程中，要注意一定要定时、定量服用，随时监测血压的变化，还要叮嘱患者服药后在床边坐几分钟，然后缓慢站起，防止眩晕及直立性低血压。

（四）心理护理

患者尤其是儿童对长期的卧床会产生忧郁、烦躁等心理反应，加上担心血尿、蛋白尿是否会恶化，会进一步会加重精神负担。故应尽量多关心、巡视患者，随时注意患者的情绪变化和精神需要，按照患者的要求予以尽快解决。关于卧床休息需要持续的时间和病情的变化等，应适当予以说明，并要组织一些有趣的活动活跃患者的精神生活，使患者能以愉快、乐观的态度安心接受治疗。

九、护理评价

（1）能否接受限制钠、水的治疗和护理，尿量已恢复正常，水肿有减轻甚至消失。

（2）能正确面对患病现实，说出心理感受，保持乐观情绪。

（3）无并发症发生。

十、健康指导

（1）预防指导：平时注意加强锻炼，增强体质。注意个人卫生，防止化脓性皮肤感染。有上呼吸道或皮肤感染时，应及时治疗。注意休息和保暖，限制活动量。

（2）生活指导：急性期严格卧床休息，按照病情进展调整作息制度。掌握饮食护理的意义及原则，切实遵循饮食计划。指导患者及其家属掌握本病的基本知识和观察护理方法，消除各种不利因素，防止疾病进一步加重。

（3）用药指导：遵医嘱正确使用抗生素、利尿药及降压药等，掌握不同药物的名称、剂量、给药方法，观察各种药物的疗效和不良反应。

（4）心理指导：增强战胜疾病的信心，保持良好的心境，积极配合诊疗计划。

第二节　慢性肾小球肾炎

慢性肾小球肾炎简称慢性肾炎，是最常见的一组原发于肾小球的疾病，以蛋白尿、血尿、高血压及水肿为基本表现，可有不同程度的肾功能减退，大多数患者会发展成慢性肾衰竭。本病起病方式各不相同，病情迁延，进展缓慢；可发生于任何年龄，以中青年居多，男性多于女性。

一、护理评估

（一）致病因素

慢性肾炎的病因尚不完全清楚，大多数由各种原发性肾小球疾病迁延不愈发展而成。目前认为其发病与感染有明确关系，细菌、原虫、病毒等感染后可引起免疫复合物介导性炎症而导致肾小球肾炎，故认为发病起始因素为免疫介导性炎症。另外，在发病过程中也有非免疫非炎症性因素参与，如高血压、超负荷的蛋白饮食等。仅少数慢性肾炎由急性肾炎演变而来。在发病过程中可因感染、劳累、妊娠和使用肾毒性药物等使病情加重。

（二）身体状况

1.症状体征

慢性肾炎多数起病隐匿，大多数无急性肾炎病史，病前也无感染史，发病已为慢性肾炎；少数为急性肾炎迁延不愈超过1年以上而成为慢性。临床表现差异大，症状轻重不一。主要表现如下。

（1）水肿：多为眼睑水肿和（或）轻度至中度下肢水肿，一般无体腔积液，缓解期可完全消失。

（2）高血压：部分患者可以高血压为首发或突出表现，多为持续性中等程度以上高血压。持续血压升高可加速肾小球硬化，使肾功能迅速恶化，预后较差。

（3）全身症状：表现为头晕、乏力、食欲缺乏、腰膝酸痛等，其中贫血较为常见。随着病情进展可出现肾功能减退，最终发展成慢性肾衰竭。

（4）尿异常：可有尿量减少，偶有肉眼血尿。

2.并发症

（1）感染：易合并呼吸道及泌尿道感染。

（2）心脏损害：心脏扩大、心律失常和心力衰竭。

（3）高血压脑病：因血压骤升所致。

（4）慢性肾衰竭：是慢性肾炎最严重的并发症。

（三）心理社会状况

患者常因病程长、反复发作、疗效不佳、药物不良反应大、预后较差等而出现焦虑、恐惧、悲观的情绪。

（四）实验室及其他检查

1.尿液检查

尿比重多在 1.020 以下；最具有特征的是蛋白尿，尿蛋白（+～+++），尿蛋白定量 1～3 g/24 h；尿沉渣镜检可见红细胞和颗粒管型。

2.血液检查

早期多正常或有轻度贫血，晚期红细胞计数和血红蛋白多明显降低。

3.肾功能检查

慢性肾炎可导致肾功能逐渐减退，表现为肾小球滤过率下降，内生肌酐清除率下降、血肌酐和尿素氮增高。

二、护理诊断及医护合作性问题

（1）体液过多：与肾小球滤过率下降及血浆胶体渗透压下降有关。

（2）营养失调（低于机体需要量）：与蛋白丢失、摄入不足及代谢紊乱有关。

（3）焦虑：与担心疾病复发和预后有关。

（4）潜在并发症：感染、心脏损害、高血压脑病、慢性肾衰竭。

三、治疗及护理措施

（一）治疗要点

慢性肾小球肾炎的主要治疗目的是防止或延缓肾功能恶化，改善症状，防止严重并发症。

1.一般治疗

适当休息、合理饮食、防止感染等。

2.对症治疗

（1）利尿：水肿明显的患者可使用利尿药，常用氢氯噻嗪、螺内酯、呋塞米，既可利尿消肿，也可降低血压。

（2）控制血压：高血压可加快肾小球硬化，因此及时有效地维持适宜的血压是防止病情恶化的重要环节。容量依赖性高血压首选利尿药，肾素依赖性高血压首选血管紧张素转化酶抑制药（卡托普利等）和β受体阻滞药（普萘洛尔等）。

（3）治疗并发症。

3.抗血小板药物

长期使用抗血小板药物可改善微循环，延缓肾衰竭。常用药物为双嘧达莫和阿司匹林。

4.糖皮质激素和细胞毒性药物

糖皮质激素和细胞毒性药物一般不主张应用。可适用于血压不高、肾功能正常、尿蛋白较多者，常选用泼尼松、环磷酰胺等。

（二）护理措施

1.病情观察

因高血压易加剧肾功能的损害，故应密切观察患者的血压变化。准确记录24h出入液量，监测尿量、体重和腹围，观察水肿的消长情况。监测肾功能变化，以便及时发现肾衰竭。

2.生活护理

（1）适当休息：因卧床休息能增加肾血流量，减轻水肿、蛋白尿及改善肾功能，故慢性肾炎患者宜多卧床休息，避免重体力劳动。特别是有明显水肿、大量蛋白尿、血尿及高血压或合并感染、心力衰竭、肾衰竭及急性发作期的患者，应限制活动，绝对卧床休息。

（2）饮食护理：水肿少尿者应限制钠、水的摄入，食盐摄入量为1～3 g/d，每日进水量不超过1500 mL，记录24 h出入液量；每日测量腹围、体重，监测水肿消长情况。低蛋白、低磷饮食可减轻肾小球内高压、高灌注及高滤过状态，延缓肾功能减退，宜尽早采用富含必需氨基酸的优质低蛋白饮食（如鸡肉、牛奶、瘦肉等），蛋白质的摄入量为 0.5～0.8 g/（kg·d），低蛋白饮食亦可达到低磷饮食的目的。补充多种维生素及锌。适当增加糖类和脂肪的摄入比例，保证足够热量，减少自体蛋白的分解。

3.药物治疗的护理

使用利尿药时应注意有无电解质、酸碱平衡紊乱；服用降压药起床时动作宜缓慢，以防直立性低血压；应用血管紧张素转化酶抑制药时，注意观察患者有无持续性干咳；应用抗血小板药物时，注意观察有无出血倾向等。

4.对症护理

对症护理包括对水肿、高血压、少尿等症状的护理。

5.心理护理

注意观察患者的心理活动，及时发现患者的不良情绪，主动与患者沟通，鼓励患者说出其内心感受，做好疏导工作，帮助患者调整心态，积极配合治疗及护理。

6.健康指导

（1）指导患者严格按照饮食计划进餐。注意休息，保持精神愉快，避免劳累、受凉和使用肾毒性药物，以延缓肾功能减退。

（2）进行适当锻炼，提高机体抵抗力，预防呼吸道感染。

（3）遵医嘱服药，定期复查尿常规和肾功能。

（4）育龄妇女注意避孕，以免因妊娠导致肾炎复发和病情恶化。

第三节　肾病综合征

肾病综合征（nephrotic syndrome，NS）是肾小球疾病中最常见的一组临床综合症候群。肾病综合征传统上分为原发性和继发性两类。原发性是指原发于肾小球疾病并除外继发于全身性疾病引起的肾小球病变，如系统性红斑狼疮、糖尿病、多发性骨髓瘤、药物、毒物、过敏性紫癜和淀粉样变等。在肾病综合征中，约 75%是由原发性肾小球疾病引起，约 25%为继发性肾小球疾病引起，因此它不是一个独立性的疾病。NS

临床诊断并不困难，但不同病理改变引起者治疗效果不一，某些病理类型易发展为肾功能不全，但即使预后较好的病理类型，也可因其引起的严重全身水肿（胸腹水、心包积液等）影响到各脏器功能并易出现各种严重并发症，如威胁生命的感染和肺动脉栓塞等，因此强调早期病因和病理类型诊断与整体治疗的重要性。本节仅讨论原发性肾病综合征。

一、病理

原发性肾病综合征病理类型在国内首先以肾小球系膜增殖最为常见，占 1/4～1/3，其次为膜性肾病，占 1/5～1/4，以成人较为多见；微小病变成人约占 1/5，再次为膜增殖，约为 15%，局灶性、节段性肾小球硬化占 10%～15%。局灶性、节段性系膜增殖较少发生肾病综合征。各病理类型中均可伴有肾间质不同程度炎症改变和（或）纤维化，其中以炎症较为明显的类型如系膜增殖、膜增殖和少部分局灶节段性肾小球硬化常伴有肾间质炎症或纤维化改变；膜性引起者亦不罕见，肾间质炎症程度和纤维化范围对肾小球滤过功能减退有较大影响。

原发性肾病综合征病理类型不同，与临床表现（除均可有肾病综合征外）有一定关联，如微小病变和膜性肾病引起者多表现为单纯性肾病综合征，早期少见血尿、高血压和肾功能损害，但肾病综合征临床表现多较严重、突出，经尿丢失蛋白质多，可高达 20g/d；而系膜增殖和膜增殖等炎症明显类型尚常伴有血尿、高血压和不同程度肾功能损害，且肾功能损害发生相对较早。局灶性、节段性肾小球硬化，常有明显高血压和肾功能损害，出现镜下血尿亦较多见。少数情况病理类型改变与临床表现相关性可不完全一致。

二、临床表现及发病机制

（一）大量蛋白尿

大量蛋白尿是肾病综合征最主要的诊断依据。大量蛋白尿是指每日从尿液中丢失蛋白质多达 3.0～3.5 g，儿童为 50 mg/kg；因此，体重为 60 kg 的成人尿液丢失 3 g/d，即可认为大量蛋白尿。大量蛋白尿的产生是由于肾小球滤过膜通透性异常所致。正常肾小球滤过膜对血浆蛋白有选择性滤过作用，能有效阻止绝大部分血浆蛋白从肾小球滤过，只有极小量的血浆蛋白进入肾小球滤液。肾小球病变引起滤过膜对大、中分子量蛋白质选择性滤过屏障作用损伤，导致大分子蛋白和中分子量的清蛋白等大量漏出。其次，肾小球疾病时，肾小球基底膜组织结构功能异常，涎酸成分明显减少，使带负电荷的清蛋白滤过基底膜增多，出现蛋白尿。此外，肾小球血流动力学改变也能影响肾小球滤过膜的通透性，血压增高，蛋白尿增多，血压降低，蛋白尿减轻。肾内血管紧张素Ⅱ增加使出球小动脉收缩，肾小球内毛细血管压力增加，亦可增加蛋白质漏出。使用血管紧张素转换酶抑制剂或血管紧张素Ⅱ受体阻滞剂可因降低出球小动脉阻力而降低肾小球毛细血管压力，从而减轻蛋白尿。

临床上对肾病综合征患者不仅要定期进行准确的24小时尿液蛋白定量测定，以了解蛋白尿程度和判断治疗效果，从而调整治疗方案，而且要进行尿液系列蛋白检查，以了解丢失蛋白的成分，从而判断蛋白丢失部位是在肾小球或肾小管间质。尿液蛋白量多少有时不能说明肾脏病变的广泛程度和严重程度，但蛋白尿成分的测定则可反映肾小球病变的程度，如尿液中出现大量IgG成分，说明大分子量蛋白从尿液中丢失，提示肾小球滤过膜体积屏障结构破坏严重，若尿液中蛋白几乎均为中分子量的清蛋白或转铁蛋白，一般提示病变在肾小球或肾小管间质，此时参考丢失蛋白质多少甚为重要，一般说来肾小管性尿蛋白丢失较少超过3 g/d，个别超过3 g/d，后者多数对治疗反应相对较佳；若尿液出现较多小分子量蛋白，则应进一步检查以明确是否轻链蛋白引起大量蛋白尿，故蛋白尿成分检查有时有助于病因诊断。

（二）低清蛋白血症

低清蛋白血症见于绝大部分肾病综合征患者，即血浆清蛋白水平在30 g/L以下。其主要原因是尿中丢失清蛋白，但两者可不完全平行，因为血浆清蛋白值是清蛋白合成与分解代谢平衡的结果，它主要受以下几种因素影响：①肝脏合成清蛋白增加。在低蛋白血症和清蛋白体积减小时，清蛋白分解速度是正常的，甚至下降。肝脏代偿性合成清蛋白量增加，如果饮食中能给予足够的蛋白质及热量，正常人肝脏每日可合成清蛋白达 20g 以上。体质健壮和摄入高蛋白饮食的患者可不出现低蛋白血症。有人认为，血浆胶体渗透压在调节肝脏合成清蛋白方面可能有重要的作用。②肾小管分解清蛋白的量增加。正常人肝脏合成的清蛋白 10%在肾小管内代谢。在肾病综合征时，由于近端小管摄取和分解滤过蛋白明显增加，肾内代谢可增加至 16%～30%。③严重水肿时胃肠道吸收能力下降，肾病综合征患者常呈负氮平衡状态。年龄、病程、慢性肝病、营养不良均可影响血浆清蛋白水平。

由于低清蛋白血症，药物与清蛋白的结合会有所减少，因而血中游离药物的水平升高（如激素约 90%与血浆蛋白结合而具有生物活性的部分仅占 10%左右），此时，即使常规剂量也可产生毒性或不良反应。低蛋白血症时，花生四烯酸和血浆蛋白结合减少，促使血小板聚集和血栓素（TXA_2）增加，后者可加重蛋白尿和肾损害。

（三）水肿

多较明显，与体位有关，严重者常见头枕部凹陷性水肿、全身水肿、两肋部皮下水肿、胸腔和腹腔积液，甚至出现心包积液以及阴囊或会阴部高度水肿，此种情况多见于微小病变或部分膜性肾病患者。一般认为，水肿的出现及其严重程度与低蛋白血症的程度呈正相关，然而也有例外的情况。机体自身具有抗水肿形成能力，其调节机制为：①当血浆清蛋白浓度降低，血浆胶体渗透压下降的同时，从淋巴回流组织液大大增加，从而带走组织液内的蛋白质，使组织液的胶体渗透压同时下降，两者的梯度差值仍保持正常范围。②当组织液水分增多，则其静水压上升，可使毛细血管前的小血管收缩，从而使血流灌注下降，减少了毛细血管床的面积，使毛细血管内静水压下降，从而抑制体液从血管内向组织间逸出。③水分逸出血管外，使组织液蛋白浓度下降，而血浆内蛋白浓度上升。鉴于淋巴管引流组织液蛋白质的能力有限，上述体液分布自身平衡能力有一定的限度，当血浆胶体渗透压进一步下降时，组织液的胶体渗透压无法调节至相应的水平，两者间的梯度差值不能维持正常水平，而产生水肿。大多数肾病综合征水肿患者血容量正常，甚至增多，并不一定都减少，血浆肾素正常或处于低水平，提示肾病综合征的钠潴留，是由于肾脏调节钠平衡的障碍，而与低血容量激活肾素-血管紧张素-醛固酮系统无关。肾病综合征水肿的发生不能仅以一个机制来解释。血容量的变化，仅在某些患者身上可能是造成水、钠潴留，加重水肿的因素，可能尚与肾内某些调节机制的障碍有关。此外，水肿严重程度虽与病变严重性并无相关，但严重水肿本身如伴有大量胸腔积液、心包积液或肺间质水肿，则会引起呼吸困难和心肺功能不全；若患者长期低钠饮食和大量应用利尿剂，尚可造成有效血容量减少性低血压甚至低血容量性休克。

（四）高脂血症

肾病综合征时脂代谢异常的特点为血浆中几乎各种脂蛋白成分均增加，如血浆总胆固醇（Ch）和低密度脂蛋白胆固醇（LD-C）明显升高，甘油三酯（TG）和极低密度脂蛋白胆固醇（VLDL-C）升高。高密度脂蛋白胆固醇（HDL-C）浓度可以升高、正常或降低；HDL 亚型的分布异常，即 HDL_3 增加而 HDL_2 减少，表明 HDL_3 的成熟障碍。在疾病过程中各脂质成分的增加出现在不同的时间，一般以 Ch 升高出现最早，其次才为磷脂及 TG。除浓度发生改变外，各脂质的比例也发生改变，各种脂蛋白中胆固醇/磷脂及胆固醇/甘油三酯的比例均升高。载脂蛋白也常有异常，如 ApoB 明显升高，ApoC 和 ApoE 轻度升高。脂质异常的持续时间和严重程度与病程及复发频率明显相关。

肾病综合征时脂质代谢异常的发生机制为：①肝脏合成 Ch、TG 及脂蛋白增加。②脂质调节酶活性改变及 LDL 受体活性或数目改变导致脂质的清除障碍。③尿中丢失 HDL 增加。在肾病综合征时，HDL 的 ApoA I 可有 50%～100%从尿中丢失，而且患者血浆 HDL_3 增加而 HDL_2 减少，说明 HDL_3 在转变为较大的 HDL 颗粒之前即在尿中丢失。

肾病综合征患者的高脂血症对心血管疾病发生率的影响，主要取决于高脂血症出现时间的长短、LDL 与 HDL 的比例、高血压史及吸烟等因素。长期的高脂血症，尤其是 LDL 上升而 HDL 下降，可加速冠状动脉粥样硬化的发生，增加患者发生急性心肌梗死的危险性。脂质引起肾小球硬化的作用已在内源性高脂血症等的研究中得到证实。脂代谢紊乱所致肾小球损伤的发病机制及影响因素较为复杂，可能与下述因素有关：

肾小球内脂蛋白沉积、肾小管间质脂蛋白沉积、LDL 氧化、单核细胞浸润、脂蛋白导致的细胞毒性致内皮细胞损伤、脂类介质的作用和脂质增加基质合成。

（五）血中其他蛋白浓度改变

肾病综合征时多种血浆蛋白浓度可发生变化。如血清蛋白电泳显示α_2和β球蛋白水平升高，而α球蛋白水平可正常或降低，IgG 水平可显著下降，而 IgA、IgM 和 IgE 水平多正常或升高，但免疫球蛋白的变化同原发病有关。补体激活旁路 B 因子的缺乏可损害机体对细菌的调理作用，这是肾病综合征患者易发生感染的原因之一。纤维蛋白原和凝血因子 V、Ⅲ、X 可升高；血小板也可轻度升高；抗凝血酶Ⅲ可从尿中丢失而导致严重减少；C 蛋白和 S 蛋白浓度多正常或升高，但其活性降低；血小板凝集力增加和β血栓球蛋白的升高，后者可能是潜在的自发性血栓形成的一个征象。

三、肾病综合征的常见并发症

（一）感染

感染是最常见且严重的并发症。NS 患者对感染抵抗力下降最主要的原因是：①免疫抑制剂的长期使用引起机体免疫损害。②尿中丢失大量 IgG。③B 因子（补体的替代途径成分）的缺乏导致机体对细菌免疫调理作用缺陷。④营养不良时，机体非特异性免疫应答能力减弱，造成机体免疫功能受损。⑤转铁蛋白和锌大量从尿中丢失。转铁蛋白为维持正常淋巴细胞功能所必需，锌离子浓度与胸腺素合成有关。⑥局部因素。胸腔积液、腹水、皮肤高度水肿引起的皮肤破裂和严重水肿使局部体液因子稀释、防御功能减弱，均为肾病综合征患者的易感因素。细菌感染是肾病综合征患者的主要死因之一，严重的感染主要发生在有感染高危因素的患者，如高龄、全身营养状态较差、长期使用激素和（或）免疫抑制剂及严重低蛋白血症者。临床上常见的感染有原发性腹膜炎、蜂窝织炎、呼吸道感染和泌尿道感染等。一旦感染诊断成立，应立即予以相应治疗，并根据感染严重程度，减量或停用激素和免疫抑制剂。

（二）静脉血栓形成

肾病综合征患者存在高凝状态，主要是由于血中凝血因子的改变。包括Ⅸ、Ⅺ因子下降，V、III、X因子、纤维蛋白原、β血栓球蛋白和血小板水平增加；血小板的黏附力和凝集力增强；抗凝血酶III和抗纤溶酶活力降低。因此，促凝集和促凝血因子的增高，抗凝集和抗凝血因子的下降及纤维蛋白溶解机制的损害，是肾病综合征患者产生高凝状态的原因和静脉血栓形成的基础。激素和利尿剂的应用为静脉血栓形成的加重因素，激素经凝血蛋白发挥作用，而利尿剂则使血液浓缩、血液黏滞度增加，高脂血症亦是引起血浆黏滞度增加的因素。

肾病综合征时，当血浆清蛋白低于 20 g/L 时，肾静脉血栓形成的危险性增加。肾静脉血栓在膜性。肾病患者中的发生率可高达 50%，在其他病理类型中，其发生率为 5%～16%。肾静脉血栓形成的急性型患者可表现为突然发作的腰痛、血尿、尿蛋白增加和肾功能减退。慢性型患者则无任何症状，但血栓形成后的肾瘀血常使蛋白尿加重，出现血尿或对治疗反应差，有时易误认为激素剂量不足或激素拮抗等而增加激素用量。明确诊断需进行肾静脉造影，Doppler 血管超声、CT、MRI 等无创伤性检查也有助于诊断。血浆 β 血栓蛋白增高提示潜在的血栓形成，血中仅 α_2 抗纤维蛋白溶酶增加也被认为是肾静脉血栓形成的标志。外周深静脉血栓形成率约为 6%，常见于小腿深静脉，仅 12%有临床症状，25%可由 Doppler 血管超声发现。肺栓塞的发生率为 7%，仍有 12%无临床症状。其他静脉累积罕见。

（三）急性肾损伤

急性肾损伤为肾病综合征最严重的并发症。急性肾损伤系指患者在 48 小时内血清肌酐绝对值升高 26.5 μmol/L（0.3 mg/dL），或较原先值升高 50%，或每小时尿量少于 0.5 mg/kg，且持续 6 小时以上。常见的病因为①血流动力学改变：肾病综合征常有低蛋白血症及血管病变，特别是老年患者多伴肾小动脉硬化，对血容量变化及血压下降非常敏感，故当呕吐、腹泻所致体液丢失、腹水、大量利尿及使用抗高血压药物后，都能使血压进一步下降，导致肾灌注骤然减少，进而使肾小球滤过率降低，并因急性缺血后小管上皮细胞肿胀、变性及坏死，导致急性肾损伤。②肾间质水肿：低蛋白血症可引起周围组织水肿，同样会导致肾间质水肿，肾间质水肿压迫肾小管，使近端小管鲍曼囊静水压增高，GFR下降。③药物引起的急性间质性肾炎。④双侧肾静脉血栓形成。⑤蛋白管型堵塞远端肾小管，可能是肾病综合征患者发生急性肾衰竭的机制之一。⑥急进性肾小球肾炎。⑦肾炎活动。⑧心源性因素，特别是老年患者常因感染诱发心力衰竭。一般认为心排出量减少 1 L/min，即可使肾小球滤过率降低 24 mL/min，故原发性 NS 患者若心衰前血肌酐为 177 μmol/L（2 mg/dL），则轻度心衰后血肌酐浓度可能成倍上升，严重者导致少尿。

（四）肾小管功能减退

肾病综合征患者的肾小管功能减退，以儿童多见。其机制被认为是肾小管对滤过蛋白的大量重吸收使小管上皮细胞受到损害。常表现为糖尿、氨基酸尿、高磷酸盐尿、肾小管性失钾和高氯性酸中毒，凡出现多种肾小管功能缺陷者常提示预后不良。但肾小球疾病减少肾小管血供和肾小球疾病合并乙肝病毒感染导致肾小管损伤亦是肾小管功能减退的常见原因。

（五）骨和钙代谢异常

肾病综合征时血液循环中的维生素 D 结合蛋白（分子量 65 kD）和维生素 D 复合物从尿中丢失，使血中 1，25-（OH）$_2$D$_3$ 水平下降，致使肠道钙吸收不良和骨质对 PTH 耐受，因而肾病综合征患者常表现有低钙血症。此外体内部分钙与清蛋白结合，大量蛋白尿使钙丢失，亦是造成低钙血症的常见原因。

（六）内分泌及代谢异常

肾病综合征患者经尿丢失甲状腺结合蛋白（TBG）和皮质激素结合蛋白（CBG）。临床上甲状腺功能可正常，但血清 TBG 和 T$_3$ 常下降，游离 T$_3$ 和 T$_4$、TSH 水平正常。由于血中 CBG 和 17 羟皮质醇都减低，游离和结合皮质醇比值可改变，组织对药理剂量的皮质醇反应也不同于正常。由于铜蓝蛋白（分子量 151 kD）、转铁蛋白（分子量 80 kD）和清蛋白从尿中丢失，肾病综合征常有血清铜、血清铁和血清锌浓度下降。锌缺乏可引起阳痿、味觉障碍、伤口难愈合及细胞介导免疫受损等。持续转铁蛋白减少可引起临床上对铁剂治疗有抵抗性的小细胞低色素性贫血。此外，严重低蛋白血症可导致持续性的代谢性碱中毒，因血浆蛋白减少 10 g/L，则血浆重碳酸盐会相应增加 3 mmol/L。

四、诊断与鉴别诊断

临床上根据大量蛋白尿（3～3.5 g/d）、低清蛋白血症（<30 g/L）、水肿和高脂血症四个特点，即可做出肾病综合征诊断；若仅有大量蛋白尿和低清蛋白血症，而无水肿和高脂血症者也可考虑诊断，因可能为病程早期所致。确定肾病综合征后，应鉴别是原发性或继发性；两者病因各异，治疗方法不一，一般需先排除继发性因素才能考虑原发性；故对常见继发性病因应逐一排除。继发性肾病综合征患者常伴有全身症状（如皮疹、关节痛、各脏器病变等）、血沉增快、血 IgG 增高、血清蛋白电泳 γ 球蛋白增多、血清补体下降等征象，而原发性因素则罕见。肾组织检查对病理类型诊断十分重要，对指导治疗十分有帮助，多数情况下也可做出病因诊断，但有时相同病理改变如膜性肾病，可由各种病因引起，故临床上必须结合病史、体征、实验室检查和病理形态、免疫荧光及电镜等检查做出综合诊断与鉴别诊断。

五、治疗

（一）引起肾病综合征的原发疾病治疗

1.糖皮质激素

一般认为只有对微小病变性肾病的疗效最为肯定，故首选治疗原发性 NS 中的原发性肾小球肾病（微小病变）。一般对微小病变首治剂量为泼尼松 0.8～1 mg/（kg·d），治疗 8 周，有效者应逐渐减量，一般每 1～2 周减原剂量的 10%～20%，剂量越少递减的量越少，减量速度越慢。激素的维持量和维持时间因病例不同而异，以不出现临床症状而采用的最小剂量为度，以低于 15 mg/d 为宜。成人首次治疗的完全缓解率可达 80%或 80%以上。在维持阶段有体重变化、感染、手术和妊娠等情况时应调整激素用量。经 8 周以上正规治疗无效病例，需排除影响疗效的因素，如感染、水肿所致的体重增加和肾静脉血栓形成等，应尽可能及时诊断与处理。若无以上情况存在，则常规治疗 8 周无效不能认为是对激素抵抗，激素使用到 12 周才奏效的患者不在少数。

　　除微小病变外，激素尚适用于膜性肾病，部分局灶性、节段性肾小球硬化，对增生明显的病理类型亦有一定的疗效，对伴有肾间质各种炎症细胞浸润也有抑制作用。此外，临床上对病理上有明显的肾间质炎症病变、小球弥漫性增生、细胞性新月体形成和血管纤维素样坏死以及有渗出性病变等活动性改变的患者，特别是伴有近期血肌酐升高者，应予以甲基泼尼松龙静脉滴注治疗，剂量为 120～240 mg/d，疗程 3～5 天，以后酌情减为 40～80 mg/d 并尽早改为小剂量，这样可减少感染等不良反应。此外，NS 伴严重水肿患者，其胃肠道黏膜亦有明显肿胀，影响口服药物吸收，此时亦应改为静脉用药。

　　长期应用激素可产生很多不良反应，有时相当严重。激素导致的蛋白质高分解状态可加重氮质血症，促使血尿酸增高，诱发痛风，加剧肾功能减退。大剂量应用有时可加剧高血压，促发心衰。长期使用激素时的感染症状有时可不明显，特别容易延误诊断，使感染扩散。激素长期应用可加重肾病综合征的骨病，甚至产生无菌性股骨颈缺血性坏死和白内障等。因此，临床上强调适时、适量用药和密切观察，对难治性 NS 患者要时时权衡治疗效果与治疗风险。

　　2.细胞毒药物

　　细胞毒药物对激素治疗无效，或激素依赖型或反复发作型，或因不能耐受激素不良反应且全身情况尚可而无禁忌证的肾病综合征可以试用细胞毒药物治疗。由于此类药物多系非选择性杀伤各型细胞，可降低人体抵抗力，存在诱发肿瘤的危险，因此，它仅作为二线治疗药物，在用药指征及疗程上应慎重掌握。对严重肾病综合征特别是高度水肿、血清蛋白在 20 g/L 或以下，笔者不选择环磷酰胺（CTX）治疗。目前临床上常用的为 CTX、硫唑嘌呤和苯丁酸氮芥（CB-1348），三者选一，首选 CTX。CTX 作用于 G_2 期即 DNA 合成后期、有丝分裂前期，起到抑制细胞 DNA 合成、干扰细胞增殖并降低 B 淋巴细胞功能、抑制抗体形成的作用。约 30%活性 CTX 经肾脏排泄，故肾功能减退者慎用。CTX 的参考用量为 1.5～2.5 mg/（kg·d），起始宜从小剂量开始，疗程 8 周，以静脉注射或滴注为主。对微小病变、膜性肾炎引起的肾病综合征，有主张选用 CTX 间歇静脉滴注治疗，参考剂量为 8～10 mg/（kg·次），每 3～4 周 1 次，连用 5～6 次，以后按患者的耐受情况延长用药间隙期，总用药剂量可达 6～12 g。间歇静脉治疗目的为减少激素用量，降低感染并发症并提高疗效，但应根据肝、肾功能和血白细胞数选择合适剂量或忌用。应用细胞毒药物应定期测定血常规和血小板计数、肝功能和尿常规，注意造血功能抑制、病毒和细菌感染及出血性膀胱炎等。

硫唑嘌呤每日剂量为 50～100 mg；苯丁酸氮芥 0.1 mg/（kg·d），分 3 次口服，疗程 8 周，累积总量达 7～8 mg/kg 则易发生毒性不良反应。对用药后缓解、停药又复发者多不主张进行第二次用药，以免产生毒性反应。目前这两者已较少应用。

3.环孢素（CsA）

CsA 能可逆性抑制 T 淋巴细胞增殖，降低 Th 细胞功能，减少 IL-2 和其他淋巴细胞因子的生成和释放。新剂型新山地明吸收快。目前临床上以微小病变、膜性肾病和膜增生性肾炎疗效较好。与激素和细胞毒药物相比，应用 CsA 最大优点是减少蛋白尿及改善低蛋白血症疗效可靠，不影响生长发育或抑制造血细胞功能。但此药亦有多种不良反应，最严重的不良反应为肾肝毒性。其肾损害发生率在 20%～40%，长期应用可导致间质纤维化，个别病例在停药后易复发，故不宜长期用此药治疗肾病综合征，更不宜轻易将此药作为首选药物。CsA 治疗起始剂量为 3.5～4.0 mg/（kg·d），分 2 次给药，使血药浓度的谷值在 75～200 μg/mL（全血，HPLC 法），可同时加用硫氮唑酮 30mg 每日 3 次以提高血药浓度、减少环孢素剂量。一般在用药后 2～8 周起效，但个体差异很大，个别患者则需更长的时间才显效，见效后应逐渐减量。用药过程中出现血肌酐升高应警惕 CsA 致肾损害的可能。血肌酐在 221 μmol/L（2.5 mg/dL）不宜使用 CsA。疗程一般为 3～6 个月，复发者再用仍可有效。

4.麦考酚吗乙酯

选择性地抑制 T 淋巴细胞增生和 B 淋巴细胞增生，对肾小球系膜细胞增生亦有抑制作用，此外尚抑制血管黏附分子，对血管炎症亦有较好的抑制作用，故近几年已广泛用于治疗小血管炎和狼疮性肾炎，并试用于治疗原发性肾小球疾患特别是膜性肾炎、系膜增生性肾炎和 IgA 肾病，参考剂量为 1.5～2.0 g/d，维持量为 0.5～1.0 g/d，疗程为 3～6 个月，目前由于费用昂贵尚不能列为首选药物，不良反应为腹泻、恶心、呕吐和疱疹病毒感染等。

（二）对症治疗

1.休息

NS 患者应绝对休息，直到尿蛋白消失或减至微量 3 个月后再考虑部分复课或半日工作。

2.低清蛋白血症治疗

（1）饮食疗法：肾病综合征患者通常存在负氮平衡，如能摄入高蛋白饮食，则有可能改善氮平衡。但肾病综合征患者摄入过多蛋白会导致尿蛋白增加，加重肾小球损害。因此，建议每日蛋白摄入量为 1 g/kg，每摄入 1 g 蛋白质，必须同时摄入非蛋白热量 138 kJ（33 kcal）。供给的蛋白质应为优质蛋白，如牛奶、鸡蛋和鱼、肉类。

（2）静脉注射或滴注清蛋白：使用人血清蛋白应严格掌握适应证：①血清蛋白浓度低于 25g/L 伴全身水肿，或胸腔积液、心包腔积液。②使用呋塞米利尿剂后，出现血浆容量不足的临床表现。③因肾间质水肿引起急性肾衰竭。

3.水肿的治疗

（1）限钠饮食：肾功能正常者每日摄入钠盐均可由尿液等量排出，但肾病综合征患者常因水肿、激素、中药治疗、伴有高血压等，应酌情适量限制饮食的食盐摄入。但又由于患者多同时使用襻利尿剂，加之长期限钠后患者食欲不振，影响了蛋白质和热量的摄入，可导致体内缺钠，甚至出现低钠性休克，应引起注意。建议饮食的食盐含量为 3～5g/d，应根据水肿程度、有无高血压、血钠浓度、激素剂量等调整钠摄入量，必要时测定尿钠排出量，作为摄钠量参考。

（2）利尿剂：襻利尿剂，如呋塞米（速尿）和布美他尼（丁尿胺）。一般呋塞米剂量为 20～40 mg/d，布美他尼 1～3 mg/d。严重水肿者应以静脉用药为妥，若使用静脉滴注者应以生理盐水 50～100 mL 稀释滴注。噻嗪类利尿剂对肾病综合征严重水肿效果较差，现已被襻利尿剂替代。排钠潴钾利尿剂螺内酯（安体舒通）常用剂量为 60～120 mg/d，单独使用此类药物效果较差，故常与排钾利尿剂合用。渗透性利尿剂可经肾小球自由滤过而不被肾小管重吸收，从而增加肾小管的渗透浓度，阻止近端小管和远端小管对水、钠的重吸收，而达到利尿效果。对无明显肾功能损害的高度水肿患者可间歇、短程使用甘露醇 125～250 mL/d，但肾功能损害者慎用。对用利尿剂无效的全身高度水肿患者可根据肾功能情况分别选用单纯超滤或连续性血液滤过，每日超滤量一般不超过 2 L 为宜。

4.高凝状态治疗

肾病综合征患者特别是重症患者均有不同程度血液高凝状态，尤其当血浆清蛋白低于 20～25 g/L 时，即有静脉血栓形成可能。因此，抗凝治疗应列为本综合征患者常规预防性治疗措施。目前临床常用的抗凝药物如下。

（1）肝素：主要通过激活抗凝血酶Ⅲ（AT Ⅲ）活性而发挥作用。常用剂量 50～75 mg/d 静滴，使 AT Ⅲ活力单位在 90%以上。肝素与清蛋白均为负电荷物质，两者电荷相斥，故尚可减少肾病综合征的尿蛋白排出。目前尚有小分子量肝素 5000 U 皮下注射，每日 1 次，但价格昂贵，不列为首选抗凝药物。

（2）尿激酶（UK）：直接激活纤溶酶原，致使纤维蛋白溶解导致纤溶。常用剂量为 2 万～8 万 U/d，使用时从小剂量开始，并可与肝素同时静滴。

（3）华法林：抑制肝细胞内维生素 K 依赖因子Ⅱ、Ⅲ、Ⅸ、Ⅹ的合成，常用剂量 2.5mg/d，口服，监测凝血酶原时间，使其在正常人的 50%～70%。

有静脉血栓形成者：①手术移去血栓。②溶栓：经介入导管在肾动脉端一次性注入 UK 24 万 U 以溶解肾静脉血栓，此方法可重复应用。③全身静脉抗凝，即肝素加尿激酶，尿激酶 4 万～8 万 U/d，可递增至 12 万 U/d，疗程 2～8 周。

抗凝和溶栓治疗均有潜在出血可能，在治疗过程中应加强观察和监测。有出血倾向者，低分子肝素相对安全；对尿激酶治疗剂量偏大者，应测定优球蛋白溶解时间，以维持在 90～120 分钟为宜；长期口服抗凝剂者应监测凝血酶原时间，叮嘱患者勿超量服用抗凝剂。

5.高脂血症治疗

肾病综合征患者，高脂血症与低蛋白血症密切相关，提高血清蛋白浓度可降低高脂血症程度，但对肾病综合征多次复发、病程较长者，其高脂血症持续时间亦久，部分患者即使肾病综合征缓解后，但高脂血症仍持续存在。近年来认识到高脂血症对肾脏疾病进展的影响，而一些治疗肾病综合征的药物如肾上腺皮质激素及利尿药，均可加重高脂血症，故目前多主张对肾病综合征的高脂血症使用降脂药物。可选用的降脂药物有：①纤维酸类药物：非诺贝特每日 3 次，每次 100 mg，吉非罗齐每日 2 次，每次 600 mg，其降血甘油三酯作用强于降胆固醇。此药偶引起胃肠道不适和血清转氨酶升高。②HMG-CoA 还原酶抑制剂：适用于降低血胆固醇浓度，普伐他汀纳片 10～20 mg/d 或氟伐他汀纳 20～40 mg/d，此类药物主要使细胞内 Ch 下降，降低血浆 LDL-C 浓度，减少肝细胞产生 VLDL 及 LDL。阿托伐他丁 20 mg，每日 1 次，既可降低血胆固醇，亦可控制甘油三酯。③血管紧张素转换酶抑制剂（ACED）：主要作用有降低血浆中 Ch 及 TG 浓度，使血浆中 HDL 升高，而且其主要的载脂蛋白 ApoA Ⅰ和 ApoA Ⅱ也升高，可以加速清除周围组织中的 Ch，减少 LDL 对动脉内膜的浸润，保护动脉管壁。此外 ACEI 尚可有不同程度降低蛋白尿的作用。

6.急性肾损伤治疗

肾病综合征合并急性肾损伤时因病因不同而治疗方法各异。对于由血流动力学因素所致者，主要治疗原则包括合理使用利尿剂、肾上腺皮质激素，纠正低血容量和透析疗法。血液透析不仅控制氮质血症、维持电解质酸碱平衡，而且可较快清除体内水分潴留。因肾间质水肿所致的急性肾衰竭经上述处理后，肾功能恢复较快。使用利尿剂时需注意：①适时使用利尿剂：肾病综合征伴急性肾衰竭有严重低蛋白血症者，在未补充血浆蛋白就使用大剂量利尿剂时，会加重低蛋白血症和低血容量，肾衰竭更趋恶化。故应在补充血浆清蛋白后（每日静脉用 10～50 g 人体清蛋白）再予以利尿剂。一次过量补充血浆清蛋白又未及时用利尿剂时，又可能导致肺水肿。②适量使用利尿剂：由于肾病综合征患者有相对血容量不足和低血压倾向，此时用利尿剂应以每日尿量 2 L 左右或体重每日下降在 1 kg 左右为宜。③伴血浆肾素水平增高的患者，使用利尿剂血容量下降后使血浆肾素水平更高，利尿治疗不但无效反而加重病情。此类患者只有纠正低蛋白血症和低血容量后再用利尿剂才有利于肾功能恢复。对肾间质活动病变应加用甲基泼尼松龙。

肾病综合征合并急性肾损伤一般均为可逆性，大多数患者在治疗后，随着尿量增加，肾功能逐渐恢复。少数患者在病程中多次发生急性肾衰竭也均可恢复。预后与急性肾衰竭的病因有关，一般来说急进性肾小球肾炎、肾静脉血栓形成的患者预后较差，而单纯与肾病综合征相关者预后较好。

六、肾病综合征的护理

（一）护理诊断

1.体液过多

体液过多与低蛋白血症致血浆胶体渗透压下降有关。

2.有感染的危险

有感染的危险与皮肤水肿，大量蛋白尿致机体营养不良，免疫抑制剂和细胞毒性药物的应用致机体免疫功能低下有关。

3.营养失调

低于机体需要量与蛋白丢失、食欲下降及饮食限制有关。

4.焦虑

焦虑与本病的病程长，易反复发作有关。

5.潜在并发症

潜在并发症电解质紊乱、血栓形成、急性肾衰竭、心脑血管并发症、皮肤完整性受损。

（二）护理措施

1.休息与活动

（1）有全身严重水肿、血压高、尿量减少，应绝对卧床休息，最好取半坐卧位，以利于减轻心肺负担。

（2）水肿减轻，血压、尿量正常可逐步进行简单室内活动。

（3）恢复期患者，应在其体能范围适当活动。整个治疗过程中患者应避免剧烈运动和劳累。

（4）协助患者在床上做四肢运动，防止肢体血栓形成。

2.摄入适当饮食

（1）蛋白质：选择优质蛋白（动物性蛋白），建议摄入量为 1.0 g/（kg·d）。当肾功能不全时，应根据肌酐清除率调整蛋白质的摄入量。

（2）热量：不少于 147 kJ/（kg·d），多食植物油、鱼油、麦片及豆类。

（3）水肿时给予低盐饮食，勿食腌制食品。

3.监测生命体征

监测生命体征、体重、腹围、出入量变化。

4.观察用药后反应

在应用激素、细胞毒药物、利尿剂、抗凝药和中药时应观察用药后反应，出现不良情况时应及时给予处理。

5.关注患者心理

及时调整患者负面情绪，根据评估资料，调动患者的社会支持系统，为患者提供最大限度地物质和精神支持。

（三）应急措施

（1）出现左心衰竭时，应立即协助患者取端坐位或半坐卧位，双腿下垂。

（2）迅速建立静脉通路，遵医嘱静脉给予强心利尿剂。

（3）吸氧或 20%～30%乙醇湿化吸氧。

（4）必要时行血液透析。

七、健康教育

（1）讲解积极预防感染的重要性，讲究个人卫生，注意休息。

（2）给予饮食指导，严格掌握、限制盐和蛋白质的摄入。

（3）坚持遵守医嘱用药，切勿自行减量或停用激素，了解激素及细胞毒药物的常见不良反应。

（4）及时疏导患者心理问题，多交流、多沟通，及时反馈各种检查结果。

（5）出院后要定期门诊随访。

第五章 血液及造血系统疾病患者的护理

第一节 溶血性贫血

溶血性贫血（HA）是指红细胞寿命缩短，其破坏速度超过骨髓造血代偿功能时所引起的一组贫血。若溶血发生而骨髓造血功能能够代偿时可以不出现贫血，称为溶血性疾病。临床上以贫血、黄疸、脾大、网织红细胞增高及骨髓幼红细胞增生为主要特征。我国溶血性贫血的发病率占贫血的 10%～15%。

一、临床分类

溶血性贫血根据红细胞破坏的原因分为遗传性和获得性两大类；根据溶血发生的场所可分为血管内溶血和血管外溶血；根据发病机制可分为红细胞内在缺陷和红细胞外环境所致的溶血性贫血。

二、病因与发病机制

正常情况下，红细胞形态呈双凹圆盘形，具有很大的可塑性及变形能力，保证了红细胞通过狭小的微循环管道而不被破坏。红细胞的这种特性，依赖于红细胞膜、酶和血红蛋白的正常，三者中有一项异常均可使红细胞膜遭受破坏而溶血。此外，红细胞也可受到抗体、补体、物理、机械及化学毒物侵袭破坏而溶血。

三、临床表现

（一）急性溶血性贫血

急性溶血性贫血可在短期内大量血管内溶血。如异型输血时起病急骤，可有严重的腰背及四肢酸痛，伴头痛、呕吐、黄疸、寒战，随后高热、面色苍白和血红蛋白尿，小便呈酱油色。严重者出现周围循环衰竭和急性肾衰竭。

（二）慢性溶血性贫血

慢性溶血性贫血以血管外溶血多见，有贫血、脾大、黄疸三大特征。长期高胆红素血症可并发胆石症和肝功能损害。婴幼儿期起病者可有骨骼改变。

四、辅助检查

通过实验室检查可以确定溶血的病因及溶血的部位，其溶血性贫血的一般实验室检查见表 5-1。

表 5-1 溶血性贫血的一般实验室检查

提示发生溶血的检查		提示骨髓代偿增生的检查	提示红细胞有缺陷、寿命缩短的检查
血管外溶血	血管内溶血		
高胆红素血症	血红蛋白血症	网织红细胞增多	红细胞形态改变
粪胆原排出增多	血清结合珠蛋白降低	周围血中出现幼稚红细胞	吞噬红细胞现象及自身凝集反应
尿胆原排出增多	血红蛋白尿含铁血黄素尿	骨髓幼红细胞增多	海因小体红细胞渗透性增加，红细胞寿命缩短

五、诊断要点

根据临床表现，如贫血、黄疸、脾大或血红蛋白尿，辅助检查提示有红细胞破坏、红细胞代偿增生、红细胞寿命缩短的证据，即可明确溶血性贫血的诊断。

六、治疗要点

（一）祛除病因

最合理的治疗方法。如药物引起的溶血性贫血，停药后病情很快缓解；感染引起的溶血应积极行抗感染治疗；因异型输血引起的溶血应立即停止输血。

（二）糖皮质激素及免疫抑制剂

主要治疗免疫性溶血性贫血，常用药物有泼尼松、氢化可的松，免疫抑制剂有环磷酰胺、硫唑嘌呤、环孢素等。

（三）输血

输血可改善患者的一般情况，但可能加重自身免疫性溶血性贫血的病情或诱发阵发性睡眠性血红蛋白尿发作，所以应严格掌握输血的指征。

（四）脾切除

对遗传性球形红细胞增多症最有价值，贫血可能永久改善。对于需较大剂量糖皮质激素维持治疗的自身免疫性溶血性贫血、丙酮酸激酶缺乏所致的贫血及部分海洋性贫血等，脾切除后红细胞寿命延长，贫血将有所减轻。

七、护理诊断/问题

（一）活动无耐力

活动无耐力与溶血性贫血引起全身组织缺氧有关。

（二）潜在并发症

潜在并发症休克、急性肾功能衰竭。

八、护理目标

溶血得到控制，活动耐力增强，无休克和急性肾衰的发生。

九、护理措施

（一）病情观察

注意观察患者贫血、黄疸、尿色的变化；观察糖皮质激素及免疫抑制剂使用后的不良反应；定期测量血压；观察有无便血、感染征象，发现异常情况及时报告医师。

（二）一般护理

急性溶血性贫血的患者应卧床休息，慢性溶血性贫血的患者可适当活动，但应避免劳累和感染。

（三）心理护理

向患者介绍有关溶血性贫血疾病的常识，特别是对拟行脾切除的患者，应耐心解释，消除其紧张心理，积极主动配合治疗。

（四）输血护理

对确实需要输血的患者，应认真核对姓名、床号、血型等。输血后严密观察有无不良反应，如畏寒、发热、恶心、腹痛等，重者出现呈酱油色尿、休克、肾功能衰竭。一旦出现，立即停止输血，同时报告医师，配合抢救。

（五）健康指导

为患者讲解疾病常识：①如对 G6PD 缺血患者及家属介绍葡萄糖-6-磷酸脱氢酶缺乏症常识，叮嘱患者不吃蚕豆、豆制品及氧化性药物。②对脾功能亢进和白细胞减少者，应注意个人卫生和预防感冒，自身免疫性溶血应注意避免受凉。③阵发性睡眠性血红蛋白尿应忌食酸性食物和药物。④告诉患者应保持心情舒畅，避免精神紧张、感染、疲劳、输血等诱因。⑤教会患者及家属如何判断观察巩膜是否黄染和尿色的改变。⑥指导患者进食高蛋白、高维生素食物。⑦重视婚前检查，减少溶血性贫血的发生。

第二节　缺铁性贫血

一、概述

缺铁性贫血是指体内可用来制造血红蛋白的储存铁已被用尽、红细胞生成受到障碍时所发生的贫血。表现为小细胞低色素性贫血。缺铁性贫血是最常见的贫血，患病率最高的人群首先是婴幼儿，其次是妊娠妇女，尤其是妊娠后 4 个月孕妇的患病率非常高。

（一）病因

（1）需铁量增加而铁摄入不足，则很容易发生缺铁性贫血。

（2）铁的吸收障碍，经胃全切或胃次全切除术的患者；多种原因引起的胃肠道功能紊乱，如长期腹泻、慢性肠炎等同样存在铁吸收不良。

（3）铁丢失过多，慢性失血可造成铁丢失过多。

（二）发病机制

当体内储存铁减少到不足以补偿功能状态的铁时，铁代谢指标发生异常；储存铁指标（铁蛋白、含铁血黄素）减低、血清铁和转铁蛋白饱和度减低，总铁结合力和未结合铁的转铁蛋白升高。组织缺铁，细胞内含铁酶和铁依赖酶的活性降低，进而影响患者的精神、行为、体力、免疫功能及患儿的生长发育与智力。缺铁可引起黏膜组织病变和外胚叶组织营养障碍；红细胞内缺铁，血红素合成障碍，大量原卟啉不能与血红蛋白生成减少，红细胞细胞质少、体积小，发生小细胞低色素性贫血；严重时粒细胞、血小板的生成也受影响。

二、临床表现

（一）贫血表现

贫血主要表现为面色苍白、倦怠无力、心悸气促以及眼花耳鸣等。

（二）组织缺铁表现

精神行为异常，兴奋、激动、烦躁、易怒、头痛等，儿童可有注意力不集中、性格改变、嗜异物等症状。口腔炎、舌炎、舌乳头萎缩、口角炎、皮肤毛发干燥无光泽、指（趾）甲变薄、变脆，重者变平或凹下呈勺状（匙状甲）。

（三）缺铁原发病表现

如消化道溃疡、肿瘤或痔疮导致的黑粪、血便或腹部不适，肠道寄生虫感染导致的腹痛或粪便性状改变，妇女月经过多，肿瘤性疾病的消瘦、血管内溶血的血红蛋白尿等。

三、诊断

（一）辅助检查

1.血常规

血常规呈小细胞低色素性贫血，血红蛋白浓度低于正常值的低限，平均红细胞体积（MCV）<80胞血红蛋白量（MCH）<27 pg，平均红细胞血红蛋白浓度（MCHC）<32%，血片中可见红细胞体积小，中心淡染区扩大。网织红细胞计数多正常。白细胞和血小

板计数可正常或减低。

2.骨髓象

增生性骨髓象。红系比例增高，幼红细胞体积小，铁染色细胞内、外铁均减少或缺乏，正常人铁粒幼细胞 20%～40%，铁小粒＜5 个，细胞外铁"+～++"。

3.铁代谢

血清铁＜8.95 μmol/L，总铁结合力升高＞64.44 μmoL/L，转铁蛋白铁饱和度＜15%，血清铁蛋白＜12 μg/L。

4.红细胞内卟啉代谢

游离原卟啉（FEP）＞0.9 Wμmol/L，锌原卟啉（ZPP）＞0.96 μmol/L，FEP/Hb＞4.5 μg/gHb。

（二）诊断要点

小细胞低色素性贫血：男性血红蛋白浓度＜120 g/L，女性＜110 g/L，孕妇＜100 g/L；MCV＜80 fl，MCH＜27 pg，MCHC＜32%。血清铁蛋白＜12 μg/L，骨髓铁染色显示骨髓小粒可染铁消失，铁粒幼细胞＜15%，转铁蛋白铁饱和度降低＜15%，FEP/Hb＞4.5 μg/gHb。

（三）鉴别诊断

根据外周血常规及骨髓检查，可以大致排除再生障碍性贫血、溶血性贫血及巨幼细胞性贫血。本病应与其他小细胞低色性贫血作鉴别诊断。

1.海洋性贫血

海洋性贫血为小细胞低色素性贫血。是由于珠蛋白肽链量异常引起的遗传性溶血性贫血，常有家族史，发病有一定地区性。临床上有脾肿大，网织红细胞明显升高，血红蛋白电泳 HbA2 或 HBF 增多，血清铁及血清铁蛋白升高，骨髓外铁及内铁增加。

2.铁粒细胞性贫血

铁粒细胞性贫血为小细胞低色素性贫血。由于铁利用障碍引起，血清铁及血清铁蛋白增加，而总铁结合力降低，骨髓细胞外铁增加，铁粒幼细胞增加，环形铁粒幼细胞常＞15%。

3.慢性炎症、慢性感染性贫血

慢性炎症、慢性感染性贫血亦为小细胞低色素性或小细胞正色素性改变，血清铁亦降低，骨髓细胞内铁减少，应与缺铁性贫血相鉴别，但慢性炎症或慢性感染性贫血，由于幼红细胞摄取铁障碍，骨髓细胞外铁增加，血清铁蛋白正常或增加。

四、治疗

（一）病因治疗

缺铁性贫血是一种综合征，必须找出引起缺铁性贫血的原因并加以祛除，只有重视了病因治疗，铁剂治疗才能收到良好效果。

（二）补充铁剂治疗

首选口服铁剂。如硫酸亚铁 0.3 g，3 次/d；或葡萄糖酐铁 50 mg，2～3 次/d。进餐时或餐后服用可减少胃肠道刺激症状。应注意进食谷类、乳类和茶等会抑制铁剂的吸收，鱼、肉类、维生素 C 可加强铁剂的吸收。治疗有效最早的血常规改变是网织红细胞计数的上升（5～10 d），血红蛋白常于治疗开始 2 周后才明显上升。血常规完全恢复正常约需 2 个月时间，应当注意：在血红蛋白完全恢复正常后，小剂量铁剂治疗仍需继续 3～6 个月以补足体内应有的铁储存量。若口服铁剂 3 周后无效，应考虑：①诊断是否正确。②患者未按医嘱服药。③仍有出血灶存在。④由于感染、炎症、肿瘤等慢性疾病干扰了骨髓对铁的利用。⑤有腹泻或肠蠕动过速等影响铁剂吸收的因素存在。若口服铁剂不能耐受或胃肠道正常解剖部位发生改变而影响铁的吸收，可用铁剂肌内注射。常用葡萄糖酐铁，首次给药用 0.5 mL 作为试验剂量，1 h 后无变态反应可给足量治疗，第 1 天 50 mg，以后每日或隔日 100 mg，直至总需量。

五、护理措施

（一）观察病情

了解患者贫血的症状，评估患者活动耐力及生活自理情况，观察贫血体征及了解有关检查结果，如血红蛋白、血清铁蛋白等，并观察治疗、护理后患者的生理、心理反应。

（二）限制活动量

根据贫血程度、发生速度及原有身体状况，决定患者可耐受的活动量，减少体内过度耗氧。轻度贫血、血红蛋白<120 g/L 者可在室外活动，避免重体力劳动及剧烈的体育运动；中度贫血、血红蛋白<90 g/L 者应增加卧床休息的时间，减少活动，可以进行简单的生活自理活动；重度以下贫血、血红蛋白<60 g/L 者需要卧床休息，并做好生活护理，严防下地突然跌倒。

（三）合理安排膳食，增进铁质吸收

护士应主动向患者及家属说明进食高蛋白、高维生素、高铁质食品的道理，并提供含铁丰富的食品种类。

（1）铁是合成血红蛋白的必要元素，婴幼儿、儿童、青少年、育龄期、妊娠期、哺乳期妇女需铁量是显著增加的，每天饮食中必须有含铁丰富的食物，并养成均衡饮食的习惯。含铁丰富的食品有动物肝、瘦肉、豆类、紫菜、海带及木耳等。动物食品（肝、肉、血、内脏）比植物（豆类、紫菜、海带、木耳等）中铁更易吸收。肉食（肉类、禽类、鱼类及肝脏）不仅含有大量生物利用率高的血红素铁，还含有一种"肉因子"，将肉食与植物性食品一起食用可促进非铁血红素的吸收。不吃肉食的偏食习惯，长时间以后会引起贫血。主要食品铁的含量及铁的吸收量。

（2）补充铁的同时需要给予蛋白质，若蛋白质缺乏，会影响血红蛋白合成。另外，进食富含维生素 C 的食品，可以帮助铁的吸收。如单纯的玉米麦片粥，铁吸收率为 3.8%。玉米麦片粥加维生素 C 50～100 mg，铁的吸收率提高 10 倍。

（3）餐后立刻饮浓茶会影响铁的吸收，因为茶中含鞣酸，与铁结合形成不易吸收的物质，随粪便排出。饮茶时间以餐后 2 小时较适宜。

（4）吞咽困难者，一般是指吞咽固体食物困难，且经铁剂治疗后，症状消失最慢，护士应该向患者说明，在此期间可给予流质饮食，注意饮食均衡搭配，易于铁质吸收。

第三节 白血病

白血病是造血系统的恶性肿瘤。其特征为造血细胞（主要为白细胞）有数量和质量的异常增生，具有恶性肿瘤特征，故亦称"血癌"。病变主要累及骨髓、肝、脾、淋巴结，并浸润体内各脏器组织。疾病自然发展过程呈不可逆性，最终导致死亡。

一、发病情况

我国白血病的发病率在 3/10 万～4/10 万，已被列为我国十大高发恶性肿瘤之一。白血病的发病率在不同年龄组有一定的差别，一般来说，年龄曲线呈两个高峰，婴幼儿至 4 岁阶段是第一个高峰，以后则渐渐下降，至 10 岁时下降至最低点，20～29 岁则又趋上升。第二个高峰出现在 45 岁以后，至 55 岁到达顶点。在我国，急性白血病发病率较高，尤其在年轻人与儿童中不但占肿瘤发病率中的首位，而且其死亡率亦逐渐上升为该年龄组的前几位。

二、分类

白血病分类的目的是为进一步认识不同类型白血病的性质，并分别做出诊断，拟订治疗方案，预测治疗效果。按白血病发病经过分为急性和慢性，按细胞形态又分若干亚型。1976 年法、美及英国血液病学者制定的 FAB 细胞形态学分类法已为世界各国所接受，即急性髓性白血病（AML）分为 M_1～M_7 个亚型：

M_1：急性粒细胞白血病未分化型

M_2：急性粒细胞白血病部分分化型

M_3：急性早幼粒细胞白血病

M_4：急性粒单核细胞白血病

M_5：急性单核细胞白血病

M_6：急性红白血病

M_7：急性巨核细胞性白血病

急性淋巴细胞白血病（ALL）分为 L_1、L_2、L_3 亚型。

三、生存与预后

近 20 年，由于对白血病的病因及发病机制进行了积极的研究，促使对疾病本质的认识有所提高，诊断及治疗方法亦有较多改进，故白血病的缓解率以及存活时间都有显著提高。儿童急性淋巴细胞白血病 5 年存活率已超过 50%，甚至有治愈者。其他类型白血病的疗效也有不同程度的提高。白血病已不再是一种令人极为悲观的绝症，而是一种有可能根治的疾病。

四、病因与发病机制

人类白血病的病因与发病机制比较复杂。目前认为可能是多方面因素相互作用的结果。

1.病毒因素

目前已能从多种患有白血病的动物分离到 RNA 肿瘤病毒。实验证明 C 型 RNA 肿瘤病毒可能是人类白血病的病因之一。1980 年成人 T 细胞白血病（ATLV）的发现，对病毒学说是有力的支持。

2.物理因素

接触γ射线达到一定剂量后可使白血病的发病率增加。人体受电离辐射后可能会引起细胞核型克隆的畸变而导致单株性恶性增生发病。

3.化学因素

能引起骨髓损伤的药物可导致白血病的发生。苯和甲苯与白血病的发病有一定的关系。氯霉素、保泰松、六六六也有导致白血病作用。烷化剂等细胞毒药物能诱发白血病。

4.其他因素

关于家族性或遗传性的倾向则尚需作深入的调查，需排除有否相同的环境因素的可能。

五、临床表现

急性白血病的基本病理改变为白血病细胞的增生与浸润，出血、组织营养不良和坏死，以及继发感染。临床表现与血液中正常细胞的减少及白血病细胞浸润有密切关系。

1.起病可急骤或缓慢

急骤者常以高热、贫血、显著出血倾向及全身酸痛为主要症状；起病较缓慢者先有一段时间的进行性乏力、贫血、体重减轻，甚至局部疼痛，然后表现为上述急骤症状。

2.发热

发热是白血病最常见的主要症状之一，由于各病例中程度不同，热型也不同。近年来认为感染是发热的主要原因，常见的感染是上呼吸道感染、肺炎、肠炎、肾盂、肾炎、肛周炎、疖肿等。严重的感染有败血症、重症肺炎等，有时发热而找不到明显的感染灶。易有病毒感染，如流感、带状疱疹等，治疗过程中易并发真菌感染。易感染的原因为：①缺乏功能成熟的粒细胞。②白血病细胞广泛浸润与组织出血增加了细菌滋生的机会。③机体免疫力减退。④抗白血病药物进一步抑制白细胞和免疫力。

3.出血

出血的程度轻重不一，部位可遍及全身，尤以急性早幼粒细胞白血病最为严重。早期以皮肤、口腔、鼻黏膜的出血较为多见，可为淤点、淤斑、鼻出血及齿龈出血、阴道出血等，严重时有消化道、呼吸道大出血和颅内出血，可以致命。出血的原因是由于：①血小板量和质的异常。②白血病细胞浸润血管壁。③凝血因子减少。④纤维蛋白溶解或弥散性血管内凝血。

4.贫血

常见面色苍白，伴软弱、乏力、心悸、气急、头晕、头痛、耳鸣等。贫血为进行性，病情加重时多为中至重度贫血，但与出血程度不成比例。贫血主要由于：①幼红细胞的生成、增殖、分化受到异常增生的白血病细胞的干扰。②免疫性红细胞生成。③红细胞寿命缩短。④急性、慢性出血，脾功能亢进等。

5.淋巴结及肝、脾肿大

以急性淋巴细胞白血病较明显。多数系指全身淋巴结肿大，少数仅表现为局部淋巴结（颌下、颈部、腋窝、腹股沟）肿大。一般呈轻至中度肿大，质地中等，无压痛，与周围组织无粘连。

6.骨和关节疼痛

白血病细胞浸润破坏骨皮质、骨膜和关节时可引起疼痛，以隐痛、酸痛为主。临床常见胸骨压痛，对诊断有意义。游走性关节疼痛较为常见，多为大关节，局部无红肿、发热。

7.神经系统表现

由于化疗药物不易透过血脑屏障，白血病细胞浸润脑膜引起脑膜白血病，以急性淋巴细胞白血病多见。可有颅内压增高的症状，如头痛、恶心、呕吐、视盘水肿等，而脊髓压迫会出现截瘫、大小便障碍等。

8.急性白血病的特殊表现

（1）牙龈增生：白血病细胞浸润使牙龈肿胀、糜烂、出血。在急性白血病时有所见，以急性粒单核细胞及急性单核细胞白血病显著，系指由于单核细胞对皮肤和黏膜浸润的倾向较大之故。白血病性牙龈增生沿唇侧及舌侧很快发展，充血呈海绵状，质较松软，重者可将牙冠全部盖住。局部可坏死、出血，有不同程度的继发感染。口腔其他部位黏膜可有红斑、出血或溃疡。

（2）白细胞淤滞综合征：为内科急症，多见于 AML，少见于 ALL。外周血白细胞≥$100×10^9$/L 可发生此综合征。如＞$200×10^9$/L 几乎均有小血管内白细胞壅滞。临床表现因脏器而异，主要发生于脑和肺。脑小血管白血病细胞淤滞患者很快出现眩晕、视力障碍，共济失调、搐搦、脑内出血、视网膜静脉扩张，视神经盘水肿、谵妄、嗜睡、木僵、昏迷等。肺白血病细胞淤滞表现有呼吸急促、呼吸困难、发绀、心动过速。血气分析有明显低氧血症。急性早幼粒细胞白血病应用全反式维甲酸（ATRA）治疗过程中可出现白细胞增高，引起白细胞淤滞综合征。

（3）坏死性脓皮病：作为白血病患者对白血病细胞的一种特异性反应，PG可为首发表现，而于1年内发生急性非淋或慢性粒细胞白血病。皮损单发或多发，先为小红斑，继之水泡，向心性扩展，边缘红色或紫色，有水泡，有痛感，多分布于下肢胫前，亦见于躯干、腹部，也可发生在注射或穿刺部位皮肤，容易继发感染，为细菌进入体内的重要途径。

（4）Sweet综合征（SS）：本病亦称急性热病性中性粒细胞增多性皮病，常与白血病同在或于白血病病程中出现，也是患者对白血病细胞的反应。临床表现有发热、疼痛性皮损，黯红色或棕红色，圆形或椭圆形或不规则隆起，红斑或结节，可有大泡及溃疡。多分布在颜面、颈、上肢，亦可累及下肢和口腔黏膜。且有系统症状，如发热、关节肌肉痛，结膜炎、虹膜炎、蛋白尿、血尿甚至肾衰竭、肝炎及肺浸润等。

（5）妊娠期白血病：急性白血病为妊娠期恶性肿瘤之一，比较少见，发生率约1/10000。若不治疗容易引起流产、早产、死胎及孕妇死亡。急性早幼粒细胞白血病在生育期较多，故妊娠期白血病常为此型。

9.化疗期并发症

（1）急性肿瘤溶解综合征：ATLS为对化疗较敏感的白血病细胞，或白细胞增多型白血病经化疗后大量白血病细胞破坏，释出其内容物，引起的核酸代谢亢进，特别是ALL容易发生。主要表现有高尿酸血症、高磷血症和低钙血症、高尿酸性肾病，以及出血倾向。

（2）高血氨综合征：常发生在强烈化疗后骨髓抑制、白细胞减少或有严重感染时。表现为不同程度眩晕、无力、呕吐、肌肉震颤、躁动、运动失调、换气过度、呼吸性碱中毒，进行性嗜睡，终而昏迷。

（3）维甲酸综合征：用全反式维甲酸（ATRA）治疗急性早幼粒细胞白血病，无论白细胞增高与否均可发生。表现为发热、呼吸困难、体重增加、下肢水肿、胸腔积液、胸片示肺间质浸润，可有肾功能减退，低血压、高胆红素血症，也可有心包积液和皮肤浸润等。

（4）高颅压综合征：ATRA 治疗过程中可出现头痛、畏光、呕吐、颈有抵抗，视神经乳头边缘模糊，视网膜水肿，脑脊液压力增高，潘氏试验阴性。减量或停药可缓解。

六、实验室检查

1.血常规

红细胞与血红蛋白均降低，贫血程度轻重不等，血红蛋白常低于 70 g/L，红细胞计数低于 2.5×10^{12}/L。血小板计数早期可正常或轻度减少，晚期则明显减少，可低于 30×10^9/L，其功能也发生改变。白细胞计数一般在（2～20）$\times 10^9$/L 也可高达 100×10^9/L 甚至更多，提示预后多不良。分类中可出现大量原始及幼稚的白血病细胞。

2.骨髓象

骨髓象多呈增生活跃，明显活跃甚至极度活跃，少数可呈增生低下，见于 50 岁以上的急粒白血病患者。骨髓中主要为一种细胞系列的原始和幼稚（早幼粒）细胞的大量增生。按国际通用标准原始加幼稚（早幼粒）达到 50%者诊断应确定。

七、护理

1.观察要点

（1）评估临床症状与体征，提供诊治依据，制订护理计划。

（2）观察生命体征变化，早期发现并发症，及时防治。

（3）观察化疗、放疗后反应，做好并发症的防护。

（4）定期观察血常规、骨髓象变化，了解疗效和预后。

（5）观察患者心理反应和行为变化，评估患者对疾病的认知程度，给予宣教。

2.一般护理

（1）病室环境要求：病室清洁，阳光充足，空气清新。每日用消毒液擦拭环境、物品、地面，紫外线消毒空气 1 次，定时开窗通风，室内空气细菌总数不超过 500 个/m³。病床间距符合要求，防止交叉感染。限制探视。

（2）休息：有发热、严重贫血及明显出血时应卧床休息，一级护理。

（3）饮食：给予高热量、高蛋白、高维生素、低脂肪、易消化饮食。化疗、放疗期给予清淡饮食。

3.发热护理

（1）观察 24 h 体温变化，热型特点。

（2）及时物理降温或药物降温，勿用乙醇擦浴。

（3）协助多饮水，出汗多时用干毛巾擦干全身，及时更衣，注意保暖，防止感冒，加强口腔护理。

（4）体温升高至 39℃以上时，抽取血培养。

（5）合理、有效使用抗生素。

4.预防出血

（1）评估患者出血的症状和体征，制定护理措施。

（2）监测血小板计数，当血小板计数低于 50×10^9/L 时，实施全面预防措施。

（3）尽量避免肌内、皮下注射，必须注射时，选择较细针头，注射毕延长压迫时间或局部冷敷 5 min。

（4）叮嘱患者不搔抓皮肤，不用手抠鼻，不用牙签剔牙，不穿过紧的衣服，使用软毛牙刷。

（5）静脉穿刺时，止血带不宜过紧，时间不宜过长。测血压时，袖带不要过度充气。

（6）防止外伤，特别是当患者高热、神志不清和虚弱时，注意防护。

（7）保持大便通畅，养成按时排便的习惯。

（8）当有黏膜出血时，给予冷敷或使用明胶海绵、止血纤维、凝血酶等止血药物。

（9）多部位广泛出血时，应考虑弥散性血管内凝血的可能，尤其是急性早幼粒细胞白血病患者更易发生，应作相应临床与实验检测。

（10）静脉输注止血药物，必要时输注新鲜血小板悬液。

（11）避免使用影响血小板功能的药物，如阿司匹林或阿司匹林的制品、非甾体类药物和抗凝药等。

（12）避免情绪过分激动和任何不良刺激。

（13）密切观察颅内出血，眼底出血是颅内出血的预兆，若患者有头痛、视力模糊，须警惕颅内出血的发生，注意瞳孔大小、有无颈项强直、意识障碍、偏瘫、昏迷等征象，此时多伴有血压升高，喷射性呕吐。一旦发生颅内出血，给予脱水、止血、肾上腺皮质激素、输注新鲜血小板悬液等措施。

5.预防感染

（1）评估患者感染的症状与体征，采取相应的预防护理措施。

（2）监测白细胞和中性粒细胞计数，当粒细胞绝对值低于 $1.0×10^9$/L 时，给予保护性隔离措施，预防外源性感染。

（3）遵医嘱，按时给予抗细菌、抗真菌、抗病毒药物，维持药物浓度，发挥其最大的药效。

（4）严格执行无菌技术操作，尤其加强留置静脉导管的护理。

（5）避免接触患有传染性疾病的人。

（6）指导患者保持个人卫生，如正确的洗手方法和良好的卫生习惯，经常用温水洗浴，勤换内衣；早晚刷牙、饭后漱口；便后 1∶5000 高锰酸钾或 1∶2000 洗必泰坐浴 20 min，女患者会阴部护理每日 2 次，注意经期卫生。

（7）有口腔溃疡、牙龈糜烂、出血时，加强口腔护理每日 3 次，0.05%洗必泰与 4%碳酸氢钠交替含漱每日 4 次，1%碘甘油涂口腔患处每日 4 次。

6.化疗期护理

（1）卧床休息为主，协助生活护理。

（2）观察化疗药物的不良反应，对症处理。

（3）积极预防感染、出血、静脉炎等。

（4）密切观察血常规，粒细胞绝对值低于 $0.5×10^9$/L 时，应住隔离病房。

（5）预防高尿酸血症，于化疗前、化疗期预防性应用别嘌呤醇减少尿酸的形成，监测肾功能变化，观察有无恶心、呕吐、嗜睡、肾绞痛、痛风等症状，叮嘱患者多饮水，每日液体量不少于 3000 mL，碱化尿液，尿 pH 7～8，准确记录 24 h 出入量。

（6）使用抗癌灵（三氧化二砷）时，须严防外渗，防过敏，并定期检查肝肾功能。

7.心理护理

当患者得知身患白血病时，往往在情绪上受到极大打击而不能自持，但是如不告知诊断则会使其无从配合，后果更坏。因此，在适当的时候，采用适当的方式向患者说明诊断是必要的；同时，介绍白血病的现代治疗进展，使其对治疗抱乐观态度。当病情危重恶化时，应采取保护性医疗制度，不应将疾病的全部真相告诉患者。当患者有某些异常行为或精神症状时，预防重于治疗。要细致观察患者有无异常行为，因为在精神急症发生的前几日往往已有异常行为的蛛丝马迹。精神急症包括：自杀的意念或行为，暴力或攻击行为，拒绝治疗，甚至扬言自动出院，狂躁或极度激动，幻觉与精神错乱、反应迟钝等。诊断时要除外颅内器质性病变和某些药物引起的精神症状。护士应作为患者的朋友，理解他们的悲痛，尊重他们的感受，与他们进行有效地沟通，在精神上给予支持，在生活上给予关心、照顾，使患者能够现实地面对生活，积极地配合治疗。

8.其他

（1）针对处于疾病不同时期的患者，直接或间接使患者对诊断、治疗计划和预后有所了解，教育患者正确对待疾病，接受各项治疗与护理。

（2）解释可能发生的并发症、出血和感染，使患者充分了解积极配合预防、治疗的必要性。

（3）介绍治疗白血病的信息和治疗后长期缓解的病例，以建立治疗信心。

（4）宣教良好的生活、卫生、饮食习惯，指导预防感染、出血的方法，做好自我保护。

（5）教育患者必须按照治疗计划坚持治疗，定期随访。

第六章　内分泌和代谢疾病护理

第一节　糖尿病

糖尿病是一种常见的代谢内分泌疾病，可分为原发性和继发性两类。原发者简称糖尿病，其基本病理生理改变为胰岛素分泌绝对或相对不足，从而引起糖、脂肪和蛋白质代谢紊乱。临床以血糖升高、糖耐量降低和尿糖以及多尿、多饮、多食和消瘦为特点。长期血糖控制不良可并发血管、神经、眼和肾脏等慢性并发症，急性并发症中以酮症酸中毒和高渗非酮性昏迷最多见和最严重。糖尿病的患病率在国内为 2%～3.6%。继发性糖尿病又称症状性糖尿病，大多继发于拮抗胰岛素的内分泌疾病。

一、病因

本病病因至今未明，目前认为与下列因素有关。

（一）遗传因素

遗传因素在糖尿病发病中的重要作用较为肯定，但遗传方式不清。糖尿病患者，尤其成年发病的糖尿病患者有明显的遗传因素已在家系调查中得到证实。同卵孪生子，一个发现患有糖尿病，另一个发病的概率就很大。

（二）病毒感染

尤以柯萨奇病毒 B、巨细胞病毒、心肌炎、脑膜炎病毒感染后，导致胰岛β细胞破坏致糖尿病。幼年型发病的糖尿病患者与病毒感染致胰岛功能减退关系更为密切。

（三）自身免疫紊乱

糖尿病患者常发现同时并发其他自身免疫性疾病，如甲亢、慢性淋巴细胞性甲状腺炎等。此外，在部分糖尿病患者血清中可发现抗胰岛细胞的抗体。

（四）胰高糖素过多

胰岛细胞分泌胰岛糖素，其分泌受胰岛素和生长激素抑制因子的抑制。糖尿病患者常发现胰高糖素水平增高，故认为糖尿病除有胰岛素相对或绝对不足外，还有胰高糖素的分泌增多。

（五）其他因素

现公认的现代生活方式、摄入的热卡过高而体力活动减少导致肥胖、紧张的生活工作节奏、社会、精神等应激增加等都与糖尿病的发病有密切的关系。

二、糖尿病的分类

（一）Ⅰ型糖尿病

Ⅰ型糖尿病其特征为起病较急，三多一少症状典型，有酮症倾向，体内胰岛素绝对缺乏，故必须用胰岛素治疗，多为幼年发病。多伴特异性免疫或自身免疫反应，血中抗胰岛细胞抗体阳性。

（二）Ⅱ型糖尿病

Ⅱ型糖尿病多为成年起病，症状不典型，病情进展缓慢。对口服降糖药反应好，但后期可因胰岛β细胞功能衰竭而需胰岛素治疗。本类型中有部分糖尿病患者幼年起病、肥胖、有明显遗传倾向，无须胰岛素治疗，称为幼年起病的成年型糖尿病（MODY）。Ⅱ型糖尿病中体重超过理想体重的20%为肥胖型，其他为非肥胖型。

（三）与营养失调有关的糖尿病（MROM，Ⅲ型）

近年来在热带、亚热带地区发现一些糖尿病患者表现为营养不良、消瘦，需要但不完全依赖胰岛素，对胰岛素的需要量大，且不敏感，但不易发生酮症。发病年龄在10～35岁，有些病例常伴有胰腺炎，提示糖尿病为胰源性，已发现长期食用一种高碳水化合物、低蛋白的木薯与Ⅲ型糖尿病有关。该类型中至少存在以下两种典型情况：

1.纤维结石性胰性糖尿病（FCPD）

小儿期有反复腹痛发作史，病理可见胰腺弥漫性纤维化及胰管的钙化。我国已有该型病例报道。

2.蛋白缺乏性胰性糖尿病（PDPD）

PDPD 该类型无反复腹痛既往史，有胰岛素抵抗性但无胰管内钙化或胰管扩张。

（四）其他类型（继发性糖尿病）

（1）因胰腺损伤、胰腺炎、肿瘤、外伤、手术等损伤了胰岛，引起糖尿病。

（2）内分泌疾病引起的糖尿病：如继发于库欣综合征、肢端肥大症、嗜铬细胞瘤、甲状腺功能亢进症等，升糖激素分泌过多。

（3）药物或化学物质损伤了胰岛 β 细胞引起糖尿病。

（4）胰岛素受体异常。

（5）某些遗传性综合征伴发的糖尿病。

（6）葡萄糖耐量异常：一般无自觉症状，多见于肥胖者。葡萄糖耐量显示血糖水平高于正常人，但低于糖尿病的诊断标准。有报道，对这部分人跟踪观察，其中50%的人最终转化为糖尿病。部分经控制饮食减轻体重，可使糖耐量恢复正常。

（7）妊娠期糖尿病（GDM）：指妊娠期发生的糖尿病或糖耐量异常。多数患者分娩后，糖耐量可恢复正常，约 1/3 患者以后可转化为真性糖尿病。

三、临床表现

（一）代谢紊乱综合征

1.1 型糖尿病

1 型糖尿病以青少年多见，起病急，症状有口渴、多饮、多尿、多食、善饥、乏力，组织修复力和抵抗力降低，生长发育障碍等，患者易发生酮症酸中毒。

2.2 型糖尿病

2 型糖尿病 40 岁以上，体型肥胖的患者多发。症状较轻，有些患者空腹血糖正常，仅进食后出现高血糖，尿糖阳性。部分患者饭后胰岛素分泌持续增加，3～5h 后甚至引起低血糖。在急性应激情况下，患者亦可能发生酮症酸中毒。

（二）糖尿病慢性病变

1.心血管病变

大、中动脉硬化主要侵犯主动脉、冠状动脉、大脑动脉、肾动脉和肢体外周动脉，引起冠心病（心肌梗死）、脑血栓形成、肾动脉硬化、肢体动脉硬化等。患病年龄较小，病情进展也较快。冠心病和脑血管意外的患病率较非糖尿病者高2～3倍，是近代糖尿病的主要死因。肢体外周动脉硬化常以下肢动脉病变为主，表现为下肢疼痛、感觉异常和间歇性跛行等症状，严重者可导致肢端坏疽，糖尿病者肢端坏疽的发生率约为正常人的70倍，我国少见。心脏微血管病变及心肌代谢紊乱，可导致心肌广泛损害，称为糖尿病性心肌病。其主要表现为心律失常、心力衰竭、猝死。

2.糖尿病性肾病变

糖尿病史超过10年者合并为肾脏病变较常见，主要表现在糖尿病性微血管病变、毛细血管间肾小球硬化症、肾动脉硬化和慢性肾盂肾炎。毛细血管间肾小球硬化症表现为蛋白尿、水肿、高血压，1型糖尿病患者约40%死于肾衰竭。

3.眼部病变

糖尿病患者眼部表现较多，血糖增高可使晶体和眼液（房水和玻璃体）中葡萄糖浓度也相应增高，临床表现为视觉模糊、调节功能减低、近视、玻璃体混浊和白内障。最常见的是糖尿病视网膜病变。糖尿病病史超过10～15年，半数以上患者出现这些并发症，并可有小静脉扩张、水肿、渗出、微血管病变，严重者可导致失明。

4.神经病变

神经病变最常见的是周围神经病变，病程在10年以上者90%以上均出现。临床表现为对称性长袜形感觉异常，轻者为对称性麻木、触觉过敏、蚁行感。典型症状是针刺样或烧灼样疼痛，卧床休息时、明显活动时可稍减轻，以致患者不能安宁，触觉和疼觉在晚期减退是患者肢端易受创伤的原因。亦可有运动神经受累，肌张力低下、肌力减弱、肌萎缩等晚期运动神经损害的表现。自主神经损害表现为直立性低血压、瞳孔小而不规则、光反射消失、泌汗异常、心动过速、胃肠功能失调、胃张力降低、胃内容物滞留、便秘与腹泻交替、排尿异常、尿潴留、尿失禁、性功能减退、阳痿等。

5.皮肤及其他病变

皮肤感染极为常见，如疖、痈、毛囊炎。真菌感染多见于足部感染、阴道炎、肛门周围脓肿。

四、实验室检查

（1）空腹尿糖、餐后 2 h 尿糖阳性。

（2）空腹血糖＞7 mmol/L，餐后 2h 血糖＞11.1 mmol/L。

（3）血糖、尿糖检查不能确定糖尿病诊断时，可作口服葡萄糖耐量试验，如糖耐量减低，又能排除非糖尿病所致的糖耐量降低的因素，则有助于糖尿病的诊断。

（4）血浆胰岛素水平：胰岛素依赖型者，空腹胰岛素水平低于正常值。

五、护理观察要点

（一）病情判断

糖尿病患者入院后首先要明确患者是属于哪一类型的，是 1 型还是 2 型。病情的轻重、有无并发症，包括急性和慢性并发症。对于合并急性并发症如糖尿病酮症酸中毒，高渗非酮性昏迷等应迅速抢救，做好给氧、输液、定时检测血糖、血气分析、血电解质及尿糖、尿酮体等检查准备。

（二）胰岛素相对或绝对不足所致代谢紊乱症群观察

（1）葡萄糖利用障碍：由于肝糖原合成降低，分解加速，糖异生增加，临床出现明显高血糖和尿糖，口渴、多饮、多尿，善饥多食症状加剧。

（2）蛋白质分解代谢加速，导致负氮平衡，患者表现为体重下降、乏力，组织修复力和抵抗力降低，儿童则出现发育障碍、延迟。

（3）脂肪动用增加，血游离脂肪酸浓度增高，酮体的生成超过组织排泄速度，可发展为酮症及酮症酸中毒。脂肪代谢紊乱可导致动脉粥样硬化，影响眼底动脉、脑动脉、冠状动脉、肾动脉及下肢动脉，发生相应的病变如心肌梗死、脑血栓形成、肾动脉硬化、肢端坏死等。

（三）其他糖尿病慢性病变观察

神经系统症状、视力障碍、皮肤变化，有无创伤、感染等。

（四）生化检验

生化检验有尿糖、血糖、糖化血红蛋白、血脂、肝功能、肾功能、血电解质、血气分析等。

（五）糖尿病酮症酸中毒观察

1.诱因

常见的诱因是感染、胰岛素中断或减量过多、饮食不当、外伤、手术、分娩、情绪压力、过度疲劳等，对胰岛素的需要量增加。

2.症状

症状有烦渴、多尿、消瘦、软弱加重，逐渐出现恶心、呕吐、脱水，甚至少尿、肌肉疼痛、痉挛。亦可有不明原因的腹部疼痛，中枢神经系统有头痛、嗜睡，甚至昏迷。

3.体征

（1）有脱水征：皮肤干燥，缺乏弹性、眼球下陷。

（2）库司毛耳呼吸：呼吸深快和节律不整，呼气有酮味（烂苹果味）。

（3）循环衰竭表现：脉细速、四肢厥冷、血压下降甚至休克。

（4）各种反射迟钝、消失，嗜睡甚至昏迷。

4.实验室改变

血糖显著升高＞16.7 mmol/L，血酮增高，二氧化碳结合力降低、尿糖及尿酮体呈强阳性反应，血白细胞增高。酸中毒失代偿期血 pH＜7.35，动脉 HCO_3^- 低于 15 mmol/L，剩余碱负值增大，血 K^+、Na^+、Cl^- 降低。

（六）低血糖观察

1.常见原因

糖尿患者过多使用胰岛素，口服降糖药物，进食减少，或活动量增加而未增加食物的摄入。

2.症状

症状有头晕、眼花、饥饿感、软弱无力、颤抖、出冷汗、心悸、脉快，严重者出现精神、神经症状甚至昏迷。

3.体征

面色苍白、四肢湿冷、心率加快、初期血压上升后期下降，共济失调，定向障碍甚至昏迷。

4.实验室改变

血糖＜2.78 mmol/L。

（七）高渗非酮性糖尿病昏迷的观察

1.诱因

最常见于老年糖尿病患者，常突然发作。感染、急性胃肠炎、胰腺炎、脑血管意外、严重肾脏疾患、血液透析治疗、手术及服用加重糖尿病的某些药物。如可的松、免疫抑制剂、噻嗪类利尿剂、在病程早期因误诊而输入葡萄糖液，口服大量糖水、牛奶，诱发或促使病情发展恶化，出现高渗非酮性糖尿病昏迷。

2.症状

症状表现为多尿、多饮、发热、食欲减退、恶心、失水、嗜睡、幻觉、上肢震颤，最后陷入昏迷。

3.体征

失水及休克体征。

4.实验室改变

高血糖＞33.0 mmol/L、高血浆渗透压＞330 mmol/L，高钠血症＞155 mmol/L 和氮质血症，血酮、尿酮阴性或轻度增高。

六、检查护理

（一）血糖

关于血糖的监测目前国内大多地区一直用静脉抽取血浆（或离心取血清）测血糖，

这对于病情轻，血糖控制满意者，只需数周观察一次血糖者仍是目前常用方法。但这种方法不可能自我监测。近年来袖珍式快速毛细血管血糖计的应用日渐趋普遍，用这种方法就可能由患者自己操作，自己进行监测。这种测定仪器体积较小，可随身携带，取手指血或耳垂血，只需一滴血，滴在血糖试纸条的有试剂部分，袖珍血糖计的种类很多，从操作来说大致可分两类：一类是要抹去血液的，另一类则不必抹去血液。约 1 min 左右即可得到血糖结果。血糖监测的频度应该根据病情而定。袖珍血糖计只要操作正确，即可反映血糖水平，但操作不符合要求，如对于要抹去血液的血糖计，如血液抹得不干净、血量不足、计时不准确等可造成误差。国外医院内设有专门的 DM 教员，由高级护师担任，指导患者正确的使用方法、如何校正血糖计、更换电池等。

1.空腹血糖

空腹血糖一般指过夜空腹 8 h 以上，于晨 6～8 时采血测得的血糖。反映了无糖负荷时体内的基础血糖水平。测定结果可受到前 1 d 晚餐进食量及成分、夜间睡眠情况、情绪变化等因素的影响。故于测试前晚应避免进食过量或含油脂过高的食物，在保证睡眠及情绪稳定时检测。一般从肘静脉取血，止血带压迫时间不宜过长，应在几秒内抽出血液，以免血糖数值不准确。采血后立即送检。正常人空腹血糖为 3.8～6.1 mmol/L，如空腹血糖大于 7 mmol/L，提示胰岛分泌能力减少 3/4。

2.餐后 2 h 血糖

餐后 2 h 血糖指进餐后 2h 所采取的血糖。有标准餐或随意餐 2 种进餐方式。标准餐是指按统一规定的碳水化合物含量所进的饮食，如 100 g 或 75 g 葡萄糖或 100 g 馒头等；随意餐多指患者平时常规早餐，包括早餐前、后常规服用的药物，为平常治疗效果的 1 个观察指标。均反映了定量糖负荷后机体的耐受情况。正常人餐后 2 h 血糖应小于 7 mmol/L。

3.即刻血糖

即刻血糖根据病情观察需要所选择的时间采血测定血糖，反映了所要观察时的血糖水平。

4.口服葡萄糖耐量试验（OGTT）

观察空腹及葡萄糖负荷后各时点血糖的动态变化，了解机体对葡萄糖的利用和耐受情况，是诊断糖尿病和糖耐量低减的重要检查。①方法：空腹过夜 8 h 以上，于晨 6～8 时抽血测定空腹血糖，抽血后即饮用含 75 g 葡萄糖的溶液（75 g 葡萄糖溶于 250～300 mL，20～30℃的温开水中，3～5 min 内饮完），于饮葡萄糖水后 1 h、2 h 分别采血测定血糖。②判断标准：成人服 75 g 葡萄糖后 2 h 血糖≥11.1 mmol/L 可诊断为糖尿病。血糖在 7～11.1 mmol/L 为葡萄糖耐量低减（IGT）。

要熟知本试验方法，并注意以下影响因素：①饮食因素：试验前 3 d 要求饮食中含糖量每日不少于 150 g。②剧烈体力活动：在服糖前剧烈体力活动可使血糖升高，服糖后剧烈活动可致低血糖反应。③精神因素：情绪剧烈变化可使血糖升高。④药物因素影响：如避孕药、心得安等应在试验前 3 d 停药。此外，采血时间要准确，要及时观察患者的反应。

5.馒头餐试验

馒头餐试验原理同 OGTT。本试验主要是对已明确诊断的糖尿病患者，须了解其对定量糖负荷后的耐受程度时选用。也可适用于不适应口服葡萄糖液的患者。准备 100 g 的馒头一个，其中含碳化合物的量约等于 75 g 葡萄糖；抽取空腹血后食用，10 min 内吃完，从吃第 1 口开始计算时间，分别是于进食后 1 h、2 h 采血测定血糖。结果判断同 OGTT。

（二）尿糖

检查尿糖是诊断糖尿病最简单的方法，正常人每天仅有极少量葡萄糖从尿中排出（小于 100 mg/d），一般检测方法不能测出。如果每日尿中排糖量大于 150 mg，则可测出。但除葡萄糖外，果糖、乳糖或尿中一些还原性物质（如吗啡、水杨酸类、水合氯醛、氨基比林、尿酸等）都可发生尿糖阳性。尿糖含量的多少除反映血糖水平外，还受到肾糖阈的影响，故对尿糖结果的判定要综合分析。下面是临床常用的尿糖测定的方法。

1.定性测定

定性测定为较粗糙的尿糖测定方法，依尿糖含量的高低，分为 5 个等级。因检测方便，易于被患者接受。常用班氏试剂检测法：试管内滴班氏试剂 20 滴加尿液 2 滴煮沸冷却，观察尿液的颜色以判断结果。近年来尿糖试纸亦广泛应用，为患者提供了方便。

2.随机尿糖测定

随机尿糖测定常做为粗筛检查。随机留取尿液测定尿糖，其结果反映测定前末次排尿后至测定时这一段时间所排尿中的含糖量。

3.次尿糖测定

次尿糖测定也称即刻尿糖测定。方法是准备测定前先将膀胱内原有尿液排尽，适量（200 mL）饮水，30 min 后再留尿测定尿糖，此结果反映了测定当时尿中含糖量，常作为了解餐前血糖水平的间接指标。常用于新入院或首次使用胰岛素的患者、糖尿病酮症酸中毒患者抢救时，可根据三餐前及睡前四次尿糖定性结果，推测患者即时血糖水平，以利于随时调整胰岛素的用量。

4.分段尿糖测定

将 1 d（24 h）按 3 餐进食，睡眠分为 4 个阶段，测定每个阶段尿中的排糖情况及尿量，间接了解机体在 3 餐进餐后及夜间空腹状态下的血糖变化情况，作为调整饮食及治疗药物用量的观察指标。方法为按四段时间分别收集各阶段时间内的全部尿液，测量各段尿量并记录，分别留取四段尿标本 10 mL 测定尿糖。第 1 段：早餐后至午餐前（上午 7~11 时）；第 2 段：午餐后至晚餐前（上午 11 时~下午 5 时）；第 3 段：晚餐后至睡前（下午 5 时~晚上 10 时）；第 4 段：入睡后至次日早餐前（晚上 10 时~次日上午 7 时）。

5.尿糖定量测定

尿糖定量测定指单位时间内排出尿糖的定量测定。通常计算 24 h 尿的排糖量。此项检查是对糖尿患者病情及治疗效果观察的一个重要指标。方法如下：留取 24 h 全部尿液收集于一个储尿器内，测量总量并记录，留取 10 mL 送检，余尿弃之。或从已留取的四段尿标本中用滴管依各段尿量按比例（50 mL 取 1 滴）吸取尿液，混匀送检即可。经葡萄糖氧化酶法测定每 100 mL 尿液中含糖量，结果乘以全天尿量（数 mL），再除 100，即为检查日 24 h 排糖总量。

七、饮食治疗护理

饮食治疗是糖尿病治疗中最基本的措施。通过饮食控制，减轻胰岛 β 细胞负担，以求恢复或部分恢复胰岛的分泌功能，对于年老肥胖者饮食治疗常常是主要或单一的治疗方法。

（一）饮食细算法

1.计算出患者的理想体重

$$身高（cm）－105=体重（kg）$$

2.饮食总热卡的估计

根据理想体重和工作性质，估计每日所需总热卡。

儿童、孕妇、乳母、营养不良及消瘦者、伴有消耗性疾病者应酌情增加；肥胖者酌减，使患者体重逐渐下降到正常体重±5%。

3.食物中糖、蛋白质、脂肪的分配比例

蛋白质按成人每日每千克体重（1～1.5）×10^{-3} kg 计算，脂肪约每日每千克体重（0.6～1）×10^{-3} kg，从总热量中减蛋白质和脂肪所供热量，余下则为糖所提供的热量。总的来说：糖类占饮食总热量的 50%～60%，蛋白质占 12%～15%，脂肪约占 30%。但近来有实验证明，在总热卡不变的情况下，增加糖供热卡的比例，即糖类占热卡的 60%～65%，对糖尿病的控制有利。此外，在糖类食物中，以高纤维碳水化合物更为有利。

4.热卡分布

三餐热量分布约 1/5、2/5、2/5 或 1/3、1/3、1/3，亦可按饮食习惯和病情予以调整，如可以分为四餐等。

（二）饮食粗算法

（1）肥胖患者，每日主食 4~6 两（200~300 g），副食中蛋白质约 30~60 g，脂肪 25 g。

（2）体重在正常范围者：轻体力劳动每日主食 250~400 g，重体力劳动，每日主食 400~500 g。

（三）注意事项

（1）首先向患者阐明饮食治疗的目的和要求，使患者自觉遵守医嘱按规定进食。

（2）应严格定时进食，对于使用胰岛素治疗的患者，尤应注意。如因故不能进食，餐前应暂停注射胰岛素，注射胰岛素后，要定时进食。

（3）除三餐主食外，糖尿患者不宜食用糖和糕点甜食。水果含糖量多，病情控制不好时应禁止食用；病情控制较好，可少量食用。医护人员应劝说患者亲友不送其他食物，并要检查每次进餐情况，核对数量是否符合要求，患者是否按量进食。

（4）患者需甜食时，一般食用糖精或木糖醇或其他代糖品。

（5）控制饮食的关键在于控制总热量。从治疗开始，患者会因饮食控制而出现易饥的感觉，此时可增加蔬菜、豆制品等副食。在蔬菜中碳水化合物含量少于 5% 的有南瓜、青蒜、小白菜、油菜、菠菜、西红柿、冬瓜、黄瓜、芹菜、大白菜、茄子、卷心菜、茭白、韭菜、丝瓜、倭瓜等。豆制品含碳水化合物为 1%~3% 的有豆浆、豆腐，含 4%~6% 的有豆腐干等均可食用。

（6）在总热量不变的原则下，凡增加一种食物应同时相应减其他食物，以保证平衡。指导患者熟悉并灵活掌握食品热量交换表。

（7）定期测量体重，一般每周 1 次。定期监测血糖、尿糖变化，观察饮食控制效果。

（8）当患者腹泻或饮食锐减时，要警惕腹泻诱发的糖尿病急性并发症，同时也应注意有无电解质失衡，必要时给予输液以免过度脱水。

八、运动疗法护理

（一）运动的目的

运动能促进血液循环中的葡萄糖与游离脂肪酸的利用，降低血糖、甘油三酯，增加人体对胰岛素的敏感性，使胰岛素与受体的结合率增加。尤其对肥胖的糖尿病患者，运动既可减轻体重，降低血压，又能改善机体的异常代谢状况，改善血液循环与肌肉张力，增强体力，同时能减轻患者的压力和紧张性。

（二）运动方式

最好做有氧运动，如散步、跑步、骑自行车、做广播操、游泳、爬山、打太极拳、打羽毛球、滑冰、划船等。其中步行安全简便，容易坚持，可作为首选的锻炼方式。如步行 30 min 约消耗能量 0.4 J，如每天坚持步行 30 min，1 年内可减轻体重 4 kg。骑自行车每小时消耗 1.2 J，游泳每小时消耗 1.2 J，跳舞每小时消耗 1.21 J，球类活动每小时消耗 1.6～2.0 J。

（三）运动时间的选择

Ⅱ型患者运动时肌肉利用葡萄糖增多、血糖明显下降，但不易出现低血糖。因此，Ⅱ型患者什么时候进行运动无严格限制。Ⅰ型患者在餐后 0.5～1.5 h 运动较为合适，可使血糖下降。

（四）注意事项

（1）在运动前，首先请医师评估糖尿病的控制情况，有无增殖性视网膜病变、肾病和心血管病变。有微血管病变的糖尿病患者，在运动时最大心率应限制在同年龄正常人最大心率的 80%～85%，血压升高不要超过 26.6/13.8 kPa，晚期病变者，应限于快步走路或轻体力活动。

（2）采用适中的运动量，逐渐增加，循序渐进。

（3）不在胰岛素作用高峰时间运动，以免发生低血糖。

（4）运动肢体注射胰岛素，可使胰岛素吸收加快，应予注意。

（5）注意运动诱发的迟发性低血糖，可在运动停止后数小时发生。

（6）制订运动计划，持之以恒，不要随便中断，但要避免过度运动，反而使病情加重。

九、口服降糖药物治疗护理

口服降糖药主要有磺脲类和双胍类，是治疗大多数Ⅱ型的有效药物。

（一）磺脲类

磺脲类包括D860、优降糖、达美康、美吡哒、克糖利、糖适平等。

1.作用机制

主要是刺激胰岛β细胞释放胰岛素，还可以减少肝糖原输出，增加周围组织对糖的利用。

2.适应证与禁忌证

只适用于胰岛β细胞有分泌胰岛素功能者。①Ⅱ型的轻、中度患者。②单纯饮食治疗无效的Ⅱ型。③Ⅰ型和重度糖尿病、有酮症史或出现严重的并发症以及肝、肾疾患和对磺脲类药物过敏者均不宜使用。

3.服药观察事项

（1）磺脲类药物，尤其是优降糖，用药剂量过大时，可发生低血糖反应，甚至低血糖昏迷，如果患者伴有肝、肾功能不全或同时服用一些可以延长磺脲类药物作用时间的药物，如心得安、苯妥英钠、水杨酸制剂等都可能促进低血糖反应出现。

（2）胃肠道反应，如恶心、厌食、腹泻等。出现这些不良反应时，服用制酸剂可以使症状减轻。

（3）出现较少的不良反应如变态反应，表现为皮肤红斑、荨麻疹。

（4）发生粒细胞减少、血小板减少、全血细胞减少和溶血性贫血。这些症状常出现在用药6～8周后，出现这些症状或不良反应时，应及时停药和予以相应处理。

（二）双胍类

常用药物有降糖片（二甲双胍）。降糖灵现已少用。

1.作用机制

双胍类降糖药可增加外周组织对葡萄糖的利用，减少糖原异生，使肝糖原输出下降，也可通过抑制肠道吸收葡萄糖、氨基酸、脂肪、胆固醇来发挥作用。

2.适应证

（1）主要用于治疗Ⅱ型中经饮食控制失败者。

（2）肥胖需减重但又难控制饮食者。

（3）Ⅰ型用胰岛素后血糖不稳定者可加服降糖片。

（4）已试用磺脲类药物或已加用运动治疗失效时。

3.禁忌证

（1）凡肝肾功能不好、低血容量等用此药物易引发乳酸性酸中毒。

（2）Ⅰ型糖尿病者不能单用此药。

（3）有严重糖尿病并发症。

4.服药观察事项

服用本药易发生胃肠道反应，因有效剂量与发生不良反应剂量很接近，常见胃肠症状有厌食、恶心、呕吐、腹胀、腹泻等；多发生在用药 $1\sim2$ d 内，易致体重下降，故消瘦者慎用。双胍类药物可抑制维生素 B_{12} 吸收，导致维生素 B_{12} 缺乏；可引起乳酸性酸中毒；长期服用可致嗜睡、头昏、倦怠、乏力。

十、胰岛素治疗护理

胰岛素能加速糖利用，抑制糖原异生以降低血糖，并改善脂肪和蛋白质代谢，目前使用的胰岛素制剂是从家畜（牛、猪）或鱼的胰腺制取，现已有人工基因重组合成的人胰岛素也常用，如诺和灵、优泌林等。因胰岛素是一种蛋白质，口服后易被消化酶破坏而失效，故需用注射法给药。

（一）适应证

①1 型患者。②重型消瘦型。③糖尿病急性并发症或有严重心、肾、眼并发症的糖尿病。④饮食控制或口服降糖药不能控制病情时。⑤外科手术前后。⑥妊娠期、分娩

期。

（二）制剂类型

可分为速（短）效、中效和长效三种。三种均可经皮下或肌内注射，而仅短效胰岛素可作静脉注射用。

（三）注意事项

（1）胰岛素的保存：长效及中效胰岛素在5℃可放置3年效价不变，而普通胰岛素（RI）在5℃放置3个月后效价稍减。一般而言，中效及长效胰岛素比RI稳定。胰岛素在使用时放在室温中1个月效价不会改变。胰岛素不能冰冻，温度太低可使胰岛素变性。在使用前应注意观察，如发现有异样或结成小粒的情况应弃之不用。

（2）注射胰岛素剂量需准确，用1 mL注射器抽吸。要注意剂量换算，有的胰岛素1 mL内含40 U，也有含80 U、100 U的，必须分清，注意不要把U误认为mL。

（3）使用时注意胰岛素的有效期，一般各种胰岛素出厂后有效期多为1~2年，过期胰岛素影响效价。

（4）用具和消毒：1 mL玻璃注射器及针头用高压蒸气消毒最理想，在家庭中可采用75%乙醇浸泡法，每周用水煮沸15 min。现多采用一次性注射器、笔式胰岛素注射器等。

（5）混合胰岛素的抽吸：普通胰岛素（RI）和鱼精蛋白锌胰岛素（PZI）同时注射时要先抽RI后抽PZI并充分混匀，因为RI是酸性，其溶液不含酸碱缓冲液，而PZI则含缓冲液，若先抽PZI则可能使RI因pH改变而变性，反之，如果把小量RI混至PZI中，因PZI有缓冲液，对pH的影响不大。另外RI与PZI混合后，在混合液中RI的含量减少，而PZI含量增加，这是因为PZI里面所含鱼精蛋白锌只有一部分和胰岛素结合，一部分没有结合，当RI与其混合后，没有结合的一部分能和加入的RI结合，使其变成PZI。大约1U可结合0.5 U，也有人认为可以结合1 U。

（6）注射部位的选择与轮替：胰岛素采用皮下注射法，宜选择皮肤疏松部位，如上臂三角肌、臀大肌、股部、腹部等，患者自己注射以股部和腹部最方便。注射部位要有计划地轮替进行（左肩→右肩→左股→右股→左臀→右臀→腹部→左肩），针眼之间应间隔1.5~2 cm，1周内不要在同一部位注射2次。以免形成局部硬结，影响药物的吸收及疗效。

（7）经常运动的部位会造成胰岛素吸收太快，应避免注射。吸收速度依注射部位而定，如普通胰岛素（RI）注射于三角肌后吸收速度快于大腿前侧，大腿、腹部注射又快于臀部。

（8）餐前15~30 min注射胰岛素，严格要求患者按时就餐，注射时间与进餐时间要密切配合好，防止低血糖反应的发生。

（9）由各种原因引起的食欲减退、进食量少或因胃肠道疾病呕吐、腹泻、而未及时减少胰岛素用量，都可引起低血糖反应，因此注射前要注意观察患者的病情变化，询问进食情况，如有异常，及时报告医师做相应处理。

（10）如从动物胰岛素改换成人胰岛素，则应减少剂量，大约减少1/4剂量。

（四）不良反应观察

1.低血糖反应

低血糖反应是最常见副反应，其反应有饥饿、头晕、软弱、心悸、出汗、脉速等，重者晕厥、昏迷、癫痫等，轻者进食饼干、糖水，重者静注50%的葡萄糖20~40 mL。

2.变态反应

变态反应极少数人有，如荨麻疹、血管神经性水肿、紫癜等。可用抗组织胺类药物，重者需调换胰岛素剂型，或采用脱敏疗法。

3.胰岛素性水肿

胰岛素性水肿多发生在糖尿病控制不良、糖代谢显著失调经胰岛素治疗迅速得到控制时出现。表现为下肢轻度水肿直至全身性水肿，可自然消退。处理方法主要给患者低盐饮食、限制水的摄入，必要时给予利尿剂。

4.局部反应

注射部位红肿、发痒、硬结、皮下脂肪萎缩等，多见于小儿与青年。预防可采用高纯度胰岛素制剂，注射部位轮替、胰岛素深部注射法。

十一、慢性并发症的护理

（一）感染的预防护理

糖尿病患者因三大代谢紊乱，机体抵抗力下降，易发生各种感染，因此，需采取以下护理措施。

（1）加强皮肤护理：因高血糖及维生素 B 代谢紊乱，可致皮肤干燥、发痒；在酮症酸中毒时酮体自汗腺排出可刺激皮肤而致瘙痒。故须勤沐浴，以减轻刺痒，避免因皮肤抓伤而引起感染，皮肤干燥者可涂擦羊毛脂保护。

（2）女患者因尿糖刺激，外阴常瘙痒，必须每晚用温水清洗，尿后可用 4%硼酸液冲洗。

（3）对皮肤感觉障碍者，应避免任何刺激。避免用热水袋保暖，防止烫伤。

（4）每晚用温水泡脚，水温不宜过热，防止烫伤。穿宽松柔软鞋袜，修剪趾甲勿损伤皮肤，以免发生感染，形成糖尿病足。

（5）保持口腔卫生，坚持早晚刷牙，饭后漱口，酮症酸中毒患者口腔有烂苹果味，必须加强口腔护理。

（6）叮嘱患者预防呼吸系统感染，及时增减衣服，注意保暖，已有感染时，应及时治疗，预防并发肺炎。

（7）根据细菌感染的病变部位，进行针对性观察护理。如泌尿道感染时，要注意有无排尿困难、尿少、尿频、尿痛等症状，注意尿标本的收集，保持外阴部清洁；皮肤化脓感染时进行清洁换药。

（二）糖尿病肾脏病变护理

除积极控制高血糖外，主要是限制患者活动，给予低盐高蛋白饮食，对应用激素的患者，注意观察用药效果和不良反应。一旦出现肾衰竭，则需限制蛋白摄入。由于肾衰竭，胰岛素灭活减弱，一些应用胰岛素治疗的患者，常因胰岛素未能及时调整而产生低血糖反应，甚至低血糖昏迷。

（三）神经病变的护理

（1）密切观察病情，及早控制高血糖，以减轻或预防神经病变。

（2）对于因周围神经损害而剧烈疼痛者除用止痛剂及大量维生素 B₁ 外，还要进行局部按摩和理疗，以改善血液循环。对于那些痛觉异常过敏，不能接触皮肤，甚至接触被服亦难忍受者，要注意室内保暖，用支撑架支撑被褥，以避免接触引起的剧痛，并注意安慰患者，解除其烦恼。教会患者每天检查足部，预防糖尿病足的发生。

（3）如患者出现五更泻或膀胱收缩无力等自主神经症状，要注意勤换内裤、被褥，做好肛周清洁护理，防止损伤肛周皮肤。

（4）对膀胱收缩无力者，鼓励患者定时自行解小便和按压下腹部尽量排出残余尿，并要训练患者白天每 2～3 小时排尿一次，以弥补排尿感缺乏造成的不足。尿潴留明显须导尿时应严格遵守无菌技术操作，采用闭式引流，每日用 1∶5000 呋喃西林液冲洗膀胱，病情允许时尽早拔尿管。

（5）脑神经损害者，依不同病变部位采取不同的措施，如面神经损害影响眼睛不能闭合时，应注意保护眼睛，定期涂眼膏、戴眼罩。第Ⅸ、Ⅹ对脑神经损害进食困难者，应鼻饲流质饮食、维持营养，并防止吸入性肺炎、口腔炎及化脓性腮腺炎的发生。

（四）糖尿病足的护理

1.原因

因糖尿病引起神经功能缺损及循环障碍，引起下肢及足部缺血、疼痛、麻木、感觉异常。40 岁以上糖尿病患者或糖尿病病史 10 年以上者，糖尿病足的发病率明显增高。

2.糖尿病足的危险信号

（1）吸烟者，因为吸烟可使循环障碍加重。

（2）末梢神经感觉丧失及末梢动脉搏动减弱或消失者。

（3）足的畸形如高足弓爪形趾者。

（4）有足部溃疡或截肢史者。

3.护理措施

（1）每日检查足部是否有水泡、裂口、擦伤以及其他异常改变。如发现有皮肤发红、肿胀或脓肿等感染征象时，应立即到医院治疗。

（2）每日晚上用温水（低于40℃）及软皂洗足，用柔软而吸水性强的毛巾，轻柔地将脚擦干。然后用羊毛脂或植物油涂抹并按摩足部皮肤，以保护皮肤的柔软性，防止干燥。

（3）如为汗脚者，可放少许滑石粉于趾间、鞋里及袜中。

（4）勿赤足行走，以免足部受伤。

（5）严禁用强烈的消毒药物如碘酒等，避免使用侵蚀性药物抹擦鸡眼和胼胝。

（6）为防止烫伤足，禁用热水袋、电热毯及其他热源温暖足部。可通过多穿袜子、穿护脚套等保暖。但不要有松紧带，以免妨碍血液循环。

（7）足部变形者应选择质地柔软、透气性好、鞋头宽大的运动鞋或软底布鞋。

（8）每日做小腿和足部运动，以改善血液循环。

（9）若趾甲干脆，可用1%的硼砂温水浸泡半小时，以软化趾甲。

（10）指导患者每天检查并按摩双脚，注意足部皮肤颜色、完整性、表面温度及感染征象等。

十二、急性并发症抢救护理

（一）酮症酸中毒的护理

（1）按糖尿病及昏迷护理常规。

（2）密切观察 T、P、R、BP、神志以及全身症状，尤其要注意呼吸的气味、深度和频度的改变。

（3）留好标本提供诊治依据：尽快留取好血糖、钾、钠、氯、CO_2结合力，肾功能、动脉血气分析、尿酮体等标本，及时送检。切勿在输液肢体抽取血标本，以免影响化验结果。

（4）患者入院后立即建立两条静脉通道，一条通道用以输入胰岛素，另一条通道主要用于大量补液及输入抗生素和碱性液体、电解质，以维持水、电解质及酸碱平衡。

（5）采用小剂量胰岛素疗法，按胰岛素 4～10 U/h，如 24 U 胰岛素加入 1000 mL 生理盐水中静滴，调整好输液速度 250 mL/h，70 滴/分钟左右，最好使用输液泵调节。

（6）禁食，待神志清醒后改为糖尿病半流或普食。

（7）做好基础护理，预防皮肤、口腔、肺部及泌尿系统感染等并发症。

（二）低血糖的护理

（1）首先了解胰岛素治疗情况，根据低血糖临床表现做出正确判断（与低血糖昏迷鉴别）。

（2）立即测定血糖浓度。

（3）休息与补糖：低血糖发作时卧床休息，轻者食用少量馒头、饼干等食物，重者（血糖低于 2.7 mmol/L）立即口服或静注 50%葡萄糖 40～60 mL。

（4）心理护理：对神志清醒者，给予精神安慰，叮嘱其勿紧张，主动配合治疗。

（三）高渗非酮性昏迷的护理

（1）按糖尿病及昏迷护理常规。

（2）严密观察患者神志、精神、体温、脉搏、呼吸、血压、瞳孔等变化。

（3）入院后立即采集血糖、乳酸、CO_2 结合力、血 pH、K^+、Na^+、Cl^- 及血、尿渗透压标本送检，并注意观察其结果，及时提供诊断治疗依据。

（4）立即建立静脉通道，做好补液护理，补液内容应依据所测得的血生化指标参数，正确选择输液种类。无血压下降者遵医嘱静脉滴注低渗盐水（0.45%～0.6%），输入时速度宜慢，慎防发生静脉内溶血及血压下降，注意观察血压、血钠、血糖情况。小剂量应用胰岛素，在血糖稳步下降的同时，严密观察患者有无低血糖的症状，一旦发现及时与医师联系进行处理。补钾时，注意液体勿渗出血管外，以免血管周围组织坏死。

（5）按昏迷护理常规，做好基础护理。

第二节 肥胖症

肥胖症指体内脂肪堆积过多和（或）分布异常、体重增加，是包括遗传和环境因素在内的多种因素相互作用所引起的慢性代谢性疾病。肥胖症分单纯性肥胖症和继发性肥胖症两大类。临床上无明显内分泌及代谢性病因所致的肥胖症，称单纯性肥胖症。若作为某些疾病的临床表现之一，称为继发性肥胖症，约占肥胖症的1%。据估计，在西方国家成年人中，约有半数人超重和肥胖。我国肥胖症患病率也迅速上升，据《中国居民营养与健康现状（2004年）》中报道，我国成人超重率为22.8%，肥胖率为7.1%。肥胖症已成为重要的世界性健康问题之一。

一、病因与发病机制

至今病因未明，被认为是包括遗传和环境因素在内的多种因素相互作用的结果。总的来说，脂肪的积聚是由于摄入的能量超过消耗的能量。

1.遗传因素

肥胖症有家族聚集倾向，但遗传基础未明，也不能排除共同饮食、活动习惯的影响。

2.中枢神经系统

体重中枢受神经系统和内分泌系统双重调节，最终影响能量摄取和消耗的效应器官而发挥作用。

3.内分泌系统

肥胖症患者均存在血中胰岛素升高，高胰岛素血症可引起多食和肥胖。

4.环境因素

通过饮食习惯和生活方式的改变，如坐位生活方式、体育运动少、体力活动不足使能量消耗减少、进食多、喜甜食或油腻食物，使摄入能量增多。

5.其他因素

（1）与棕色脂肪组织（BAT）功能异常有关：可能由于棕色脂肪组织产热代谢功能低下，使能量消耗减少。

（2）肥胖症与生长因素有关：幼年起病者多为增生型或增生肥大型，肥胖程度较重，且不易控制；成年起病者多为肥大型。

（3）调定点说：肥胖者的调定点较高，具体机制仍未明了。

二、临床表现

肥胖症可见于任何年龄，女性较多见。多有进食过多和（或）运动不足，肥胖家族史。引起肥胖症的病因不同，其临床表现也不相同。

1.体型变化

脂肪堆积是肥胖的基本表现。脂肪组织分布存在性别差异，通常男性型主要分布在腰部以上，以颈项部、躯干部为主，称为苹果型。女性型主要分布在腰部以下，以下腹部、臀部、大腿部为主，称为梨型。

2.心血管疾病

肥胖患者血容量、心排血量均较非肥胖者增加而加重心脏负担，引起左心室肥厚、扩大；心肌脂肪沉积导致心肌劳损，易发生心力衰竭。由于静脉回流障碍，患者易发生下肢静脉曲张、栓塞性静脉炎和静脉血栓形成。

3.内分泌与代谢紊乱

内分泌与代谢紊乱常有高胰岛素血症、动脉粥样硬化、冠心病等，且糖尿病发生率明显高于非肥胖者。

4.消化系统疾病

胆石症、胆囊炎发病率高，慢性消化不良、脂肪肝、轻至中度肝功能异常较常见。

5.呼吸系统疾病

由于胸壁肥厚，腹部脂肪堆积，使腹内压增高、横膈升高而降低肺活量，引起呼吸困难。严重者导致缺氧、发绀、高碳酸血症，可发生肺动脉高压和心力衰竭。还可引起睡眠呼吸暂停综合征及睡眠窒息。

6.其他

恶性肿瘤发生率升高，如女性子宫内膜癌、乳腺癌；男性结肠癌、直肠癌、前列腺癌发生率均升高。因长期负重易发生腰背及关节疼痛。皮肤皱褶易发生皮炎、擦烂、并发化脓性或真菌感染。

三、医学检查

肥胖症的评估包括测量身体肥胖程度、体脂总量和脂肪分布，其中后者对预测心血管疾病危险性更为准确。常用测量方法如下。

1.体重指数（BMI）

测量身体肥胖程度，BMI=体重（kg）/身长（m）^{2}，是诊断肥胖症最重要的指标。我国成年人 BMI 值≥24 为超重，≥28 为肥胖。

2.腰围（WC）

目前认为测定腰围更为简单可靠，是诊断腹部脂肪积聚最重要的临床指标。WHO建议男性 WC＞94 cm、女性 WC＞80 cm 为肥胖。中国肥胖问题工作组建议，我国成年男性 WC≥85 cm、女性 WC≥80 cm 为腹部脂肪积蓄的诊断界限。

3.腰臀比（WHR）

腰臀比反映脂肪分布。腰围测量骼前上棘和第 12 肋下缘连线的中点水平，臀围测量环绕臀部的骨盆最突出点的周径。正常成人 WHR 男性＜0.90，女性＜0.85，超过此值为中央型（又称腹内型或内脏型）肥胖。

4.CT 或 MRI

计算皮下脂肪厚度或内脏脂肪量。

5.其他

身体密度测量法、生物电阻抗测定法、双能 X 线（DEXA）吸收法测定体脂总量等。

四、诊断要点

目前国内外尚未统一。根据病史、临床表现和判断指标即可诊断。在确定肥胖后，应鉴别单纯性或继发性肥胖症，并注意肥胖症并非单纯体重增加。

五、治疗

治疗要点：减少热量摄取、增加热量消耗。

1.行为治疗

教育患者采取健康的生活方式，改变饮食和运动习惯，并自觉地长期坚持。

2.营养治疗

控制总进食量，采用低热卡、低脂肪饮食。对肥胖患者应制定能为之接受、长期坚持下去的个体化饮食方案，使体重逐渐减轻到适当水平，再继续维持。

3.体力活动和体育运动

体力活动和体育运动与医学营养治疗相结合，并长期坚持，尽量创造多活动的机会、减少静坐时间，鼓励多步行。运动方式和运动量应适合患者具体情况，注意循序渐进，有心血管并发症和肺功能不好的患者必须更为慎重。

4.药物治疗

长期用药可能产生药物不良反应及耐药性，因而选择药物必须十分慎重，减重药物应根据患者个体情况在医师指导下应用。

5.外科治疗

外科治疗仅用于重度肥胖、减重失败又有能通过体重减轻而改善的严重并发症者。对伴有糖尿病、高血压和心肺功能疾病的患者应给予相应监测和处理。可选择使用吸脂术、切脂术和各种减少食物吸收的手术，如空肠回肠分流术、胃气囊术、小胃手术或垂直结扎胃成形术等。

6.继发性肥胖

应针对病因进行治疗。

六、护理诊断/问题

1.营养失调

高于机体需要量与能量摄入和消耗失衡有关。

2.身体意象紊乱

身体意象紊乱与肥胖对身体外形的影响有关。

3.有感染的危险

与机体抵抗力下降有关。

七、护理措施

1.安全与舒适管理

肥胖症患者的体育锻炼应长期坚持，并提倡进行有氧运动，包括散步、慢跑、游泳、跳舞、太极拳、球类活动等，运动方式根据年龄、性别、体力、病情及有无并发症等情况确定。

（1）评估患者的运动能力和喜好。帮助患者制订每天活动计划并鼓励实施，避免运动过度和过猛。

（2）指导患者固定每天运动的时间。每次运动30～60分钟，包括运动前后10分钟的热身及整理运动，持续运动20分钟左右。如出现头昏、眩晕、胸闷或胸痛、呼吸困难、恶心、丧失肌肉控制能力等应停止活动。

2.饮食护理

（1）评估。评估患者肥胖症的发病原因，仔细询问患者单位时间内体重增加的情况，饮食习惯，了解患者每天进餐量及次数，进食后感觉和消化吸收情况，排便习惯。有无气急、行动困难、腰痛、便秘、怕热、多汗、头晕、心悸等伴随症状及其程度。是否存在影响摄食行为的精神心理因素。

（2）制订饮食计划和目标。与患者共同制订适宜的饮食计划和减轻体重的具体目标，饮食计划应为患者能接受并长期坚持的个体化方案，护士应监督和检查计划执行情况，使体重逐渐减轻（每周降低0.5～1 kg）直到理想水平并保持。①热量的摄入：采用低热量、低脂肪饮食，控制每日总热量的摄入。②采用混合的平衡饮食，合理分配营养比例，进食平衡饮食：饮食中蛋白质占总热量的15%～20%，碳水化合物占50%～55%，脂肪占30%以下。③合理搭配饮食：饮食包含适量优质蛋白质、复合糖类（如谷类）、足量的新鲜蔬菜（400～500 g/d）和水果（100～200 g/d）、适量维生素及微量营养素。④养成良好的饮食习惯：少食多餐、细嚼慢咽、蒸煮替代煎炸、粗细搭配、少脂肪多蔬菜、多饮水、禁止夜食及饮酒、控制情绪化饮食。

3.疾病监测

定期评估患者营养状况和体重的控制情况，观察生命体征、睡眠、皮肤状况，动态观察实验室有关检查的变化。注意热量摄入过低可引起衰弱、脱发、抑郁，甚至心律失常，应严密观察并及时按医嘱处理。对于焦虑的患者，应观察焦虑感减轻的程度，有无焦虑的行为和语言表现；对于活动无耐力的患者，应观察活动耐力是否逐渐增加，能否耐受日常活动和一般性运动。

4.用药护理

对使用药物辅助减肥者，应指导患者正确服用，并观察和处理药物的不良反应。①服用西布曲明患者可出现头痛、口干、畏食、失眠、便秘、心率加快、血压轻度升高等不良反应，故禁用于冠心病、充血性心力衰竭、心律失常和脑卒中的患者。②奥利司他主要不良反应为胃肠胀气、大便次数增多和脂肪便。由于粪便中含有脂肪多而呈烂便、脂肪泻、恶臭，肛门常有脂滴溢出而容易污染内裤，应指导患者及时更换，并注意肛周皮肤护理。

5.心理护理

鼓励患者表达自己的感受；与患者讨论疾病的治疗及预后，增加战胜疾病的信心；鼓励患者自身修饰；加强自身修养，提高自身的内在气质；及时发现患者情绪问题，及时疏导，严重者建议心理专科治疗。

八、健康指导

1.预防疾病

加强患者的健康教育，特别是有肥胖家族史的儿童，妇女产后及绝经期，男性中年以上或病后恢复期尤应注意。说明肥胖对健康的危害，使其了解肥胖症与心血管疾病、高血压、糖尿病、血脂异常等密切相关。告知肥胖患者体重减轻 5%~10%，就能明显改善以上与肥胖相关的心血管病危险因素以及并发症。

2.管理疾病

向患者宣讲饮食、运动对减轻体重及健康的重要性，指导患者坚持运动，并养成良好的进食习惯。

3.康复指导

运动要循序渐进并持之以恒，避免运动过度或过猛，避免单独运动；患者运动期间，不要过于严格控制饮食；运动时要注意安全，运动时有家属陪伴。

第三节　高脂血症

高脂血症是指脂质代谢或运转异常而使血浆中一种或几种脂质高于正常的一类疾病。由于血脂在血液中是以脂蛋白的形式进行运转的，因此高脂血症实际上也可认为是高脂蛋白血症。老年人高脂血症的发病率明显高于年轻人。LDL、TC、HDL 与临床心血管病事件发生密切相关。

一、护理评估

（一）健康史

（1）询问患者病史，主要是引起高脂血症的相关疾病，如有无糖尿病、甲状腺功能减退症、肾病综合征、透析、肾移植、胆道阻塞等。

（2）询问患者有无高脂饮食、嗜好油炸食物、酗酒、运动少等不良生活和饮食习惯。

（二）临床表现

患者血脂中有一项或多项脂质检测指标超过正常值范围。此外，部分患者的临床特征是眼睑黄斑瘤、肌腱黄色瘤及皮下结节状黄色瘤（好发于肘、膝、臀部）。易伴肾动脉粥样硬化、肥胖或糖尿病。少数患者有肝粗、脾大。此外，患者常有眩晕、心悸、胸闷、健忘、肢体麻木等自觉症状，但部分患者虽血脂高但无任何自觉症状。

（三）实验室及其他检查

1.血脂

常规检查血浆 TC 和 TG 的水平。我国血浆 TC 的理想范围是低于 5.20 mmol/L，5.23～5.69 mmol/L 为边缘升高，高于 5.72 mmol/L 为升高。TG 的合适范围是低于 1.70 mmol/L，高于 1.70 mmol/L 为升高。

2.脂蛋白

正常 LDL＜3.12 mmol/L，3.15～3.61 mmol/L 为边缘升高，＞3.64 mmol/L 为升高；正常 HDL≥1.04 mmol/L，＜0.91 mmol/L 为减低。

（四）心理－社会状况

了解老年患者对高脂血症的认识和患病的态度，有无治疗的意愿。

二、主要护理诊断

1.活动无耐力

活动无耐力与肥胖导致体力下降有关。

2.知识缺乏

缺乏高脂血症的有关知识。

3.个人应对无效

个人应对无效与不良饮食习惯有关。

三、护理目标

（1）患者体重接近或恢复正常。

（2）患者血脂指标恢复正常或趋于正常。

（3）患者自觉饮食习惯得到纠正。

四、主要护理措施

1.建立良好的生活习惯，纠正不良的生活方式

（1）饮食：由于降血脂药物的不良反应及考虑治疗费用，并且大部分人经过饮食控制可以使血脂水平有所下降，故提倡首先采用饮食治疗。饮食控制应长期自觉地进

行。膳食宜清淡、低脂肪，烹调用植物油，每日低于 25g。少吃动物脂肪、内脏、甜食、油炸食品及含热量较高的食品，宜多吃新鲜蔬菜和水果，少饮酒、不吸烟。设计饮食治疗方案时应仔细斟酌膳食，尽可能与患者的生活习惯相吻合。以便使患者可接受而又不影响营养需要的最低限度。主食每天不要超过 300 g，可适当饮绿茶，以利于降低血脂。

（2）休息：生活要有规律，注意劳逸结合，保证充足睡眠。

（3）运动：鼓励老年人进行适当的体育锻炼，如散步、慢跑、太极拳、门球等，不仅能增加脂肪的消耗、减轻体重，而且可减轻高脂血症。活动量应根据患者的心脑功能、生活习惯和身体状况而定，提倡循序渐进，不宜剧烈运动。若经过饮食和调节生活方式达半年以上，血脂仍未降至正常水平，则可考虑使用药物治疗。

2.用药护理

对饮食治疗无效，或有冠心病、动脉粥样硬化等危险因素的患者应考虑药物治疗。治疗前应向患者进行药物治疗目的、药物的作用与不良反应等方面的详细指导，以利于取得长期合作。向患者详述服药的剂量和时间，并定期随诊，监测血脂水平。常用的调节血脂药有以下几种。

（1）羟甲基戊二酰辅酶 A（hydroxy-methyl-glutaryl coenzyme A，HMG-CoA）：主要能抑制胆固醇的生物合成。

（2）贝特类：此类药不良反应较轻微，主要有恶心、呕吐、腹泻等胃肠道症状。肝肾功能不全者忌用。

（3）胆酸螯合树脂质：此类药阻止胆酸或胆固醇从肠道吸收，使其随粪便排出。不良反应有胀气、恶心、呕吐、便秘，并干扰叶酸、地高辛、甲状腺素及脂溶性维生素的吸收。

（4）烟酸：有明显的调脂作用。主要不良反应有面部潮红、瘙痒、胃肠道症状。

3.心理护理

主动关心患者，耐心解答其各种问题，使患者明了本病经过合理的药物和非药物治疗病情可控制，解除患者思想顾虑，使其保持乐观情绪，树立战胜疾病的信心，并长期坚持治疗，以利于控制病情。

五、健康教育

（1）向患者及其家属讲解老年高脂血症的有关知识，使其明了糖尿病、肾病综合征和甲减等可引起高脂血症，积极治疗原发病。

（2）引导患者及其家属建立健康的生活方式，坚持低脂肪、低胆固醇、低糖、清淡的饮食原则，控制体重；生活规律，坚持运动，劳逸结合；戒烟、戒酒。

（3）交代患者严格遵医嘱服药，定期监测血脂、肾功能等。

第四节　甲状腺功能亢进症

甲状腺功能亢进症（简称甲亢）是由多种病因引起的甲状腺激素分泌过多的常见内分泌病。多发生于女性，发病年龄以 20～40 岁女性为最多，临床以弥漫性甲状腺肿大、神经兴奋性增高、高代谢综合征和突眼为特征。

一、病因

甲状腺功能亢进症的病因及发病机制目前得到公认的主要与以下因素有关。

（一）自身免疫性疾病

自身免疫性疾病已发现多种甲状腺自身抗体，包括有刺激性抗体和破坏性抗体，其中最重要的抗体是 TSH 受体抗体（TRAb）。TRAb 在本病患者血清阳性检出率约 90%。该抗体具有加强甲状腺细胞功能的作用。

（二）遗传因素

可见同一家族中多人患病，甚至连续几代有患病。同卵双胞胎日后患病率高达 50%。本病患者家族成员患病率明显高于普通人群。有研究表明本病有明显的易感基因存在。

（三）精神因素

精神因素可能是本病的重要诱发因素。

二、临床表现

（一）高代谢症群

怕热、多汗、体重下降、疲乏无力、皮肤温暖湿润、可有低热（体温＜38℃），碳水化合物、蛋白质及脂肪代谢异常。

（二）神经系统

神经过敏、烦躁多虑、多言多动、失眠、多梦、思想不集中。少数患者表现为寡言抑郁、神情淡漠、舌平伸及手举细震颤、腱反射活跃、反射时间缩短。

（三）心血管系统

心悸及心动过速，常达 100～120 次/min，休息与睡眠时心率增快，收缩压增高，舒张压降低，脉压差增大，严重者发生甲亢性心脏病：①心律失常，最常见的是心房纤颤。②心肌肥厚或心脏扩大。③心力衰竭。

（四）消化系统

食欲亢进，大便次数增多或腹泻，肝脏受损，重者出现黄疸，少数患者（以老年人多见）表现厌食，病程长者表现为恶病质。

（五）运动系统

慢性甲亢性肌病、急性甲亢性肌病、甲亢性周期性四肢麻痹、骨质稀疏。

（六）生殖系统

女性月经紊乱或闭经、不孕，男性性功能减退、乳房发育、阳痿及不育。

（七）内分泌系统

甲亢可以影响许多内分泌腺体，其中垂体－性腺异常和垂体－肾上腺异常较明显。前者表现性功能和性激素异常，后者表现色素轻度沉着和血 ACTH 及皮质醇异常。

（八）造血系统

部分患者伴有贫血，其原因主要是铁利用障碍和维生素 B_{12} 缺乏。部分者有白细胞和血小板减少，其原因可能是自身免疫系统被破坏。

（九）突眼多为双侧性

1.非浸润性突眼（称良性突眼）

主要由于交感神经兴奋性增高影响眼睑和睑外肌，突眼度小于 18 mm，可出现下列眼征。

（1）凝视征：睑裂增宽，呈凝视或惊恐状。

（2）瞬目减少征：瞬目少。

（3）上睑挛缩征：上睑挛缩，而下视时，上睑不能随眼球同时下降，致使上方巩膜外露。

（4）辐辏无能征：双眼球内聚力减弱。

2.浸润性突眼（称恶性突眼）

突眼度常大于 19mm，患者有畏光、流泪、复视、视力模糊、结膜充血水肿、灼痛、刺痛、角膜暴露，易发生溃疡，重者可失明。

三、实验室检查

（一）反映甲状腺激素水平的检查

1.血清 TT_3（总 T_3）、TT_4（总 T_1）测定

95%～98%的甲亢患者 TT_3、TT_4 增高，以 TT_3 增高更为明显。少数患者只有 TT_3 增高，TT_4 则在正常范围。

2.血清 FT_2（游离 T_3）、FT_4（游离 T_4）测定

FT_3、FT_4 是有生物活性的部分。诊断优于 TT_3、TT_4 测定。

3.基础代谢率测定

基础代谢率测定＞+15%。

（二）反映垂体-甲状腺轴功能的检查

（1）血清 TSH 测定：血液中甲状腺激素水平增高可以抑制垂体 TSH 的分泌，因此，甲亢患者血清 TSH 水平降低。

（2）甲状腺片抑制试验有助于诊断。

（三）鉴别甲亢类型的检查

（1）甲状腺吸 ^{131}I 率：摄取率增高、高峰前移，且不被甲状腺激素抑制试验抑制。

（2）甲状腺微粒体抗体（TMAb）、甲状腺球蛋白抗体（TGAb）：桥本甲状腺炎伴甲亢患者 TGAb、TMAb 可以明显增高。

（3）甲状腺扫描：对伴有结节的甲亢患者有一定的鉴别诊断价值。

四、护理观察要点

（一）病情判断

以下情况出现提示病情严重。

（1）甲亢患者在感染或其他诱因下，可能会诱发甲亢危象，在甲亢危象前，临床常有一些征兆：①出现精神意识的异常，突然表现为烦躁或嗜睡。②体温增高超过 39℃。③出现恶心、呕吐或腹泻等胃肠道症状。④心率在原有基础上增加至 120 次/min 以上，应密切观察，警惕甲亢危象的发生。

（2）甲亢患者合并有甲亢性心脏病，提示病情严重，表现为心律失常、心动过速或出现心衰。

（3）患者合并甲亢性肌病，其中危害最大的是急性甲亢肌病，严重者可因呼吸肌受累而致死。

（4）恶性突眼患者有眼内异物感、怕光流泪、灼痛、充血水肿常因不能闭合导致失明，会给患者带来很大痛苦，在护理工作中要细心照料。

（二）对一般甲亢患者观察要点

（1）体温、脉搏、心率（律）、呼吸改变。

（2）每日饮水量、食欲与进食量、尿量及液体量出入平衡情况。

（3）出汗情况、皮肤状况、大便次数、有无腹泻、脱水症状。

（4）体重变化。

（5）突眼症状改变。

（6）甲状腺肿大情况。

（7）精神、神经、肌肉症状：失眠、情绪不安、神经质、指震颤、肌无力、肌力消失等改变。

五、具体护理措施

（一）一般护理

（1）休息：①因患者常有乏力、易疲劳等症状，故需有充分的休息、避免疲劳，且休息可使机体代谢率降低。②重症甲亢及甲亢合并心功能不全、心律失常，低钾血症等必须卧床休息。③病区要保持安静，室温稍低、色调和谐，避免患者精神刺激或过度兴奋，使患者得到充分休息和睡眠。

（2）为满足机体代谢亢进的需要，给予高热量、高蛋白、高维生素饮食，并多给予饮料以补充出汗等所丢失的水分，忌饮浓茶、咖啡等兴奋性饮料，禁用刺激性食物。

（3）由于代谢亢进、产热过多、皮肤潮热多汗，应加强皮肤护理。定期沐浴，勤更换内衣，尤其对多汗者要注意观察，在高热盛暑期，更要防止中暑。

（二）心理护理

（1）甲亢是与神经、精神因素有关的内分泌系统心身疾病，必须注意对躯体治疗的同时进行精神治疗。

（2）患者常有神经过敏、多虑、易激动、失眠、思想不集中、烦躁易怒，严重时可抑郁或躁狂等，任何不良刺激均可使症状加重，故医护人员应耐心、温和、体贴，建立良好的护患关系，解除患者焦虑和紧张心理，增强治愈疾病的信心。

（3）指导患者自我调节，采取自我催眠、放松训练、自我暗示等方法来恢复已丧失平衡的心身调节能力，必要时辅以镇静、安眠药。同时医护人员给予精神疏导、心理支持等综合措施，促进甲亢患者早日康复。

六、检查护理

（一）基础代谢率测定（BMR）护理

（1）测试前晚必须睡眠充足，过度紧张、易醒、失眠者可服用小剂量镇静剂。

（2）试验前晚 8 时起禁食，要求测试安排在清晨初醒卧床安静状态下测脉率与脉压，采用公式：BMR：（脉率+脉压）－111 进行计算。可做为治疗效果的评估。

（二）摄 ^{131}I 率测定护理

甲状腺具有摄取和浓集血液中无机碘作为甲状腺激素合成的原料，一般摄碘高低与甲状腺激素合成和释放功能相平行，临床由此了解甲状腺功能。

1.方法

检查前日晚餐后不再进食，检查日空腹 8：00 服 ^{131}I$_2$ 微居里，服后 2、4、24 h 测定其摄 ^{131}I 放射活性值，然后计算 ^{131}I 率。

2.临床意义

正常人 2 h 摄 ^{131}I 率＜15%，4 h＜25%，24 h＜45%，摄碘高峰在 24 h，甲亢患者摄碘率增高，高峰前移。

3.注意事项

做此试验前，必须禁用下列食物和药品：①含碘较高的海产食品，如鱼虾、海带、紫菜；含碘中药，如海藻、昆布等，应停服 1 个月以上。②碘剂、溴剂及其他卤族药物，亦应停用 1 个月以上。③甲状腺制剂（甲状腺干片）应停服 1 个月。④硫脲类药物，应停用 2 周。⑤如用含碘造影剂，至少要 3 个月后才进行此项检查。

（三）甲状腺片（或 T$_3$）抑制试验

正常人口服甲状腺制剂可抑制垂体前叶分泌 TSH，因而使摄碘率下降。甲亢患者因下丘脑-垂体-甲状腺轴功能紊乱，服甲状腺制剂后，摄碘率不被抑制。亦可用于估计甲亢患者经药物长期治疗结束后，其复发的可能性。

1.方法

（1）服药前 1 d 做 ^{131}I 摄取率测定。

（2）口服甲状腺制剂，如甲状腺干片 40 mg，每日 3 次，共服 2 周；或 T$_3$ 20/μg，每日 3 次，共服用 7 d。

（3）服药后再作 ^{131}I 摄取率测定。

2.临床意义

单纯性甲状腺肿和正常人 ^{131}I 抑制率大于 50%，甲亢患者抑制率小于 50%。

3.注意事项

（1）一般注意事项同摄 ^{131}I 试验。

（2）老年人或冠心病者不宜做此试验。

（3）服甲状腺制剂过程中要注意观察药物反应，如有明显高代谢不良反应应停止进行。

（四）血 T_4（甲状腺素）和 T_3（三碘甲腺原氨酸）测定

两者均为甲状腺激素，T_3、T_4测定是目前反映甲状腺功能比较敏感而又简便的方法，检查结果不受血中碘浓度的影响。由于 T_3、T_4与血中球蛋白结合，故球蛋白高低对测定结果有影响。一般 TT_3、TT_4、FT_3、FT_4、TSH 共五项指标，采静脉血 4 mL 送检即可，不受饮食影响。

七、治疗护理

甲亢发病机制未完全明确，虽有少部病例可自行缓解，但多数病例呈进行性发展，如不及时治疗可诱发甲亢危象和其他并发症。治疗目的是切除、破坏甲状腺组织或抑制甲状腺激素的合成和分泌，使循环中甲状腺激素维持在生理水平；控制高代谢症状，防治并发症。常用治疗方法有药物治疗、手术次全切除甲状腺、放射性碘治疗三种方法。

（一）抗甲状腺药物

常用硫脲类衍生物如他巴唑、甲基（或丙基）硫氧嘧啶。主要作用是阻碍甲状腺激素的合成，对已合成的甲状腺激素不起作用。适用于病情较轻、甲状腺肿大不明显、甲状腺无结节的患者。用药剂量按病情轻重区别对待，治疗过程常分三个阶段。

1.症状控制阶段

症状控制阶段需 2~3 个月。

2.减量阶段

症状基本消失，心率 80 次/min 左右，体重增加，T_3、T_4接近正常，即转为减量期，此期一般用原药量的 2/3 量，需服药 3～6 个月。

3.维持阶段

一般用原量的 1/3 量以下，常需 6～12 个月。

4.用药观察

药物治疗副反应常有：①白细胞减少，甚至粒细胞缺乏，多发生于用药 3～8 周，故需每周复查白细胞 1 次，如 WBC＜$4×10^9$/L 需加升白细胞药，如 WBC＜$3×10^9$/L，应立即停药，如有咽痛、发热等应立即报告医师，必要时应予以保护性隔离，防止感染，并用升白细胞药。②药物疹；可给抗组织胺类药物，无效可更换抗甲状腺类药物。③突眼症状可能加重。④部分患者可出现肝功能损害。

（二）心得安

心得安为β受体阻滞剂，对拟交感胺和甲状腺激素相互作用所致自主神经不稳定和高代谢症状的控制均有帮助，可改善心悸、多汗、震颤等症状，为治疗甲亢的常用辅助药。有支气管哮喘史者禁用此药。

（三）甲状腺制剂

甲亢患者应用此类药物，主要是为了稳定下丘脑-垂体-甲状腺轴的功能，防止或治疗药物性甲状腺功能减退，控制突眼症状。

（四）手术治疗

1.适应证

（1）明显甲状腺肿大。

（2）结节性甲状腺肿大。

（3）药物治疗复发，或药物过敏。

（4）无放射性碘治疗条件、又不能用药治疗。

2.禁忌证

恶性突眼、青春期、老年心脏病、未经药物充分准备。

3.术后护理

密切观察有否并发症发生，观察有无局部出血、伤口感染、喉上或喉返神经损伤、甲状旁腺受损出现低钙性抽搐或甲亢危象等。

（五）放射性同位素碘治疗

1.适应证

（1）中度的弥漫性甲亢，患者年龄 30 岁以上。

（2）抗甲状腺药物治疗无效或不能坚持用药。

（3）有心脏病和肝肾疾病不宜手术治疗者。

2.禁忌证

（1）妊娠、哺乳期。

（2）患者年龄 30 岁以下。

（3）WBC 计数低于 3×10^9/L 者。

3.护理要点

（1）服 ^{131}I 后不宜用手按压甲状腺，要注意观察服药后反应，警惕可能发生的甲亢危象症状。

（2）服药后 2h 勿吃固体食物，以防呕吐而丧失 ^{131}I。

（3）鼓励患者多饮水（2000～3000 mL/日）至少 2～3 d，以稀释尿液，排出体外。

（4）服药后 24h 内避免咳嗽及吐痰，以免 ^{131}I 流失。

（5）服 ^{131}I 后一般要 3～4 周才见效，此期间应卧床休息，如高代谢症状明显者，宜加用心得安，不宜加抗甲状腺药物。

（6）部分患者可暂时出现放射治疗反应，如头昏、乏力、恶心、食欲不振等，一般很快消除。

（7）如在治疗后（3～6 个月）出现甲减症状，给予甲状腺激素替代治疗。

八、并发症护理

（一）甲亢合并突眼

（1）对严重突眼者应加强思想工作，多关心体贴，帮助其树立治疗的信心，避免烦躁焦虑。

（2）配合全身治疗，给予低盐饮食，限制进水量。

（3）加强眼部护理，对于眼睑不能闭合者必须注意保护角膜和结膜，经常点眼药水，防止干燥、外伤及感染，外出戴墨镜或用眼罩以避免强光、风沙及灰尘的刺激。睡眠时头部抬高，以减轻眼部肿胀，涂抗生素眼膏，并戴眼罩。结膜发生充血水肿时，用 0.5%醋酸可的松滴眼液，并加用冷敷。

（4）突眼异常严重者，应配合医师做好术前准备，作眶内减压术，球后注射透明质酸酶，以溶解眶内组织的黏多糖类，减低眶内压力。

（二）甲亢性肌病

甲亢性肌病是患者常有的症状，常表现为肌无力、轻度肌萎缩、周期性麻痹。重症肌无力和急性甲亢肌病，要注意在甲亢肌病患者中观察病情，尤其是重症肌无力或急性甲亢肌病患者，有时病情发展迅速出现呼吸肌麻痹、一旦发现，要立即通知医师，并注意保持呼吸道通畅，及时清除口腔内分泌物，给氧，必要时行气管切开。

对吞咽困难及失语者，要注意解除思想顾虑，给予流质或半流质饮食，维持必要的营养素、热量供应，可采用鼻饲或静脉高营养。

（三）甲亢危象

甲亢危象是甲亢患者的致命并发症，来势凶猛，死亡率高。其诱因主要为感染、外科手术或术前准备不充分、应激、药物治疗不充分或间断等，导致大量甲状腺激素释放入血液中，引起机体反应和代谢率极度增高所致。其治疗原则是迅速降低血中甲状腺激素的浓度，控制感染，降温等对症处理。其护理要点为主要有以下几点。

（1）严密观察病情变化，注意血压、脉搏，呼吸、心率的改变、观察神志、精神状态、腹泻、呕吐、脱水状况的改善情况。

（2）安静：叮嘱患者绝对卧床休息，安排在光线较暗的单人房间内。加强精神护理，解除患者精神紧张，患者处于兴奋状态，烦躁不安时可适当给予镇静剂，如安定 5～10 mg。

（3）迅速进行物理降温：头戴冰帽、大血管处放置冰袋、必要时可采用人工冬眠。

（4）备好各种抢救药品、器材。

（5）建立静脉给药途径，按医嘱应用下列药物：①丙硫氧嘧啶 600 mg（或他巴唑 60 mg）口服，以抑制甲状腺激素合成。不能口服者可鼻饲灌入。②碘化钠 0.5～1 g 加入 10%葡萄糖液内静滴，以阻止甲状腺激素释放入血，亦可用卢戈液 30～60 滴口服。③降低周围组织对甲状腺激素的反应：常用心得安 20 mg，4 h 1 次；或肌内注射利血平 1 mg，每日 2 次。④拮抗甲状腺激素，应用氢化可的松 200～300 mg 静脉滴入。

（6）给予高热量饮食，鼓励患者多饮水，饮水量每日不少于 2000～3000 mL，昏迷者给予鼻饲饮食。注意水电平衡。有感染者应用有效抗生素。

（7）呼吸困难、发绀者给予半卧位、吸氧（2～4 L/min）。

（8）对谵妄、躁动者注意安全护理，可用床档，防止坠床。

（9）昏迷者防止吸入性肺炎，防止各种并发症。

第五节　甲状腺功能减退症

甲状腺功能减退症简称甲减，系指由多种原因引起的 TH 合成、分泌减少或生物效应不足导致的以全身新陈代谢率降低为特征的内分泌疾病。本病如始于胎、婴儿，则称克汀病或呆小症。始于性发育前儿童，称幼年型甲减，严重者称幼年黏液性水肿。成年发病则称甲减，严重时称黏液性水肿。按病变部位分为甲状腺性、垂体性、下丘脑性和受体性甲减。

一、护理目标

（1）维持理想体重。

（2）促进正常排便。

（3）增进自我照顾能力。

（4）维护患者的安全。

（5）预防合并症。

二、护理措施

（一）给予心理疏导及支持

（1）多与患者交心、谈心，交流患者感兴趣的话题。

（2）鼓励患者参加娱乐活动，调动患者参加活动的积极性。

（3）安排患者听轻松、愉快的音乐，使其心情愉快。

（4）叮嘱患者家属多探视、关心患者，使患者感到温暖和关怀，以增强其自信心。

（5）给患者安排社交活动的时间，以减轻其孤独感。

（二）合理营养与饮食

（1）进食高蛋白、低热量、低钠饮食。

（2）注意食物的色、味、香，以促进患者的食欲。

（3）鼓励患者少量多餐，注意选择适宜的进食环境。

（三）养成正常的排便习惯

（1）鼓励患者多活动，以刺激肠蠕动、促进排便。

（2）食物中注意纤维素的补充（如蔬菜、糙米等）。

（3）指导患者进行腹部按摩，以增加肠蠕动。

（4）遵医嘱给予缓泻剂。

（四）提高自我照顾能力

（1）鼓励患者由简单完成活动到逐渐增加活动量。

（2）协助督促完成患者的生活护理。

（3）让患者参与活动，并提高活动的兴趣。

（4）提供安全的场所，避免碰、撞伤的发生。

（五）预防黏液性水肿性昏迷（甲减性危象）

（1）密切观察甲减性危象的症状：①严重的黏液水肿。②低血压。③脉搏减慢、呼吸减弱。④体温过低（<35℃）。⑤电解质紊乱，血钠低。⑥痉挛、昏迷。

（2）避免过多的刺激，如寒冷、感染、创伤。

（3）谨慎地使用药物，避免镇静药、安眠剂使用过量。

（4）甲减性危象的护理：①定时进行动脉血气分析。②注意保暖，但不宜作加温处理。③详细记录出入水量。④遵医嘱给予甲状腺激素及糖皮质激素。

第七章　护理管理

第一节　护理管理概述

一、护理管理的概念

世界卫生组织对护理管理的定义为：护理管理是为了提高人们的健康水平，系统地利用护士的潜在能力和其他有关人员或设备、环境及社会活动的过程。其任务是通过研究护理工作的特点，找出其规律性，对护理工作的诸要素进行科学的管理，使护理系统得到最有效的运转，以提高护理质量。护理管理总体上可分为行政管理、业务管理和教育管理三部分。

（一）护理行政管理

护理行政管理主要是依据国家有关的法律法规及医院管理的规章制度，对护理工作进行组织管理、物资管理、经济管理。

（二）护理业务管理

护理业务管理是指为保持和提高护理工作效率和质量而进行的业务技术管理活动，包括护理规章制度、技术规范、质量标准的制定、执行和控制，新业务、新技术的开展和推行，护理科研的组织领导等。

（三）护理教育管理

护理教育管理是指为提高各级护理人员的综合素质和业务水平而采取的招聘、培训、任用活动的管理过程，包括护生的教学安排、新护士的岗前培训、在职护士的培训提高等。

二、护理管理的特点

由于护理是"诊断和处理人类对现在的或潜在的健康问题的反应"的一门独立学科，因此护理管理除具有管理的基本特性外，还具有自身的特点。

（1）护理管理具有独立性。护理人员在工作中要综合应用自然科学和社会科学方面的知识，帮助、指导人们保持或重新获得身心健康。因此，护理管理不仅涉及护理部主任、护士长的工作和责任，更包括了护理人员在为患者提供护理过程中进行计划、组织、指导、实施、评价等内容。

（2）护理管理要适应专业对护士素质修养的特殊要求。

（3）护理管理工作要适应护理工作的科学性和服务性的要求。护理与相关部门的联系应该是广泛而有效的，搞好与相关部门的协调工作也是护理管理的特点。

（4）由于护理工作连续性强，夜班多，护理人员中女性占绝大多数、技术操作多、接触患者密切、责任重大等特点，决定了护理管理工作还应着眼处理这些由于工作特性带给护理人员的问题。

三、护理管理的发展趋势

（一）管理人性化

积极培养、合理使用、充分挖掘并发挥护理人员的积极性和创造性，把以人为本的管理理念贯穿于整个管理过程。

（二）打造护理品牌

了解患者的需求、医院的目标及国家有关医疗卫生的法律法规，培养各学科的护理专业人才，塑造良好的护理专业形象，持续提高护理质量，创建医院护理品牌，是现代护理管理的目标。

（三）信息管理自动化

随着计算机技术的广泛应用和信息管理技术的发展，在护理管理过程中通过实现办公自动化，建立广泛的信息网络，提高护理管理工作效率。

（四）管理科学化

从发展的趋势看，将来医院护理管理者，应既是临床护理专家，又是管理专家。护理部主任或护理副院长应有护理专业和管理专业的本科以上的双学历；护士长应具有护理专业大专以上学历，并且上岗前要经过严格的管理知识的培训。

（五）护理人才专业化

护理的基本职能是防病治病，促进健康，减少死亡，有计划地培养临床专业化的护理骨干，建立和发展临床专业护士。目前我国护理人员在普遍缺编的情况下，除履行基本职能外，还要承担大量的非护理性工作。建立临床护理支持系统，包括医院环境清洁与物品供应系统、患者运送系统等，把时间还给护士，把护士还给患者，是医院及护理工作发展的需要。

（六）护理服务社会化

在当前卫生资源有限的情况下，要想满足人们日益增长的医疗保健需求，卫生服务的重点必须由临床治疗转向社区防治。护理服务社会化将成为今后护理管理的重要内容。

四、我国护理组织的管理体制

（一）各级卫生行政组织中的护理管理机构

国家卫生健康委员会下设的医政司护理处是国家卫生健康委员会主管护理工作的职能部门。负责为全国城乡医疗机构制定和组织实施有关护理工作的政策、法规、人员编制、规划、管理条例、工作制度、职责和技术质量标准等；配合教育、人事等部门对护理教育、人事等工作进行管理；并通过"国家卫生健康委员会护理中心"进行护理质量控制和技术的指导、专业骨干培训和国际合作交流。

各省（市、自治区）、卫生厅（局）均有1名厅（局）长分管护理工作。除个别省市外，地（市）以上卫生厅（局）普遍在医政处（科）配备一名护理专干全面负责本地区的护理管理。部分县卫生局也配备了专职护理管理干部。

各级卫生行政部门的护理管理职责和任务是：组织贯彻护理工作的方针、政策、法规和护理技术标准；提出并实施发展规划和工作计划，检查执行情况；组织经验交流；听取护理工作汇报，研究解决存在的问题，并与中华护理学会各分会互相配合。

（二）医院内护理组织系统

根据国家卫生健康委员会规定，县和县以上医院设护理部，实行院长领导下的护理部主任负责制。科护士长在护理部主任的领导下，全面负责本科的护理管理工作。

护士长是医院病房和其他基层单位（如门诊、急诊、手术室、供应室、产房、ICU等）护理工作的管理者。病房护理管理实行护士长负责制。护士长在护理部主任（或总护士长）、科护士长领导下，负责病房的护理管理工作。

第二节　护理质量管理

一、护理质量管理的基本概念

（一）护理质量的概念

护理质量指护理人员为患者提供护理技术和生活服务的过程和效果以及满足服务对象需要的程度。随着医学模式的转变和现代护理观的形成，护理学学术体系不断完善，护理的内涵与职能范围不断拓展，从广义上讲，护理质量包含了以下4个方面：①护理是否使患者达到了接受检查、治疗、手术和康复的最佳状态。这一质量概念的实质是主动性服务质量。②护理诊断是否确切、全面，并动态监护病情变化和心理状态的改变。③能否及时、正确、全面地完成护理程序，并形成完整的护理文件。针对不同患者的需要，实现护理服务程序化、规范化、个体化，使护理工作的各个环节符合质量标准。④护理工作能否在诊断、治疗、手术、生活服务、健康教育、环境管理及卫生管理方面完成协同作业，并发挥协调作用。这一质量概念，突出反映了护理质量的全面性、广泛性。

护理质量的评价可用公式来表述：护理质量=实际服务质量－服务对象的期望值。由公式可以看出，虽然临床实际护理服务质量一样，但因服务对象的期望值不同而出现不同的结果。有效沟通，了解服务对象的期望值，对护理质量的评价具有现实意义。

（二）护理质量管理的概念

护理质量管理是指按照护理质量形成的过程和规律，对构成护理质量的各要素进行计划、组织、协调和控制，以保证护理服务达到规定的标准、满足和超越服务对象需要的活动过程。

（三）护理质量管理的作用

护理质量管理有利于更好地满足患者的需求；有利于提高组织的市场竞争力；有利于护理学科的发展；有利于护理队伍建设。

二、护理质量管理的原则

（一）以患者为中心的原则

护理过程的每个环节都关系到患者的安危，因此必须坚持患者第一，满足患者的需要。

（二）以预防为主的原则

对护理质量全程各个环节都应充分重视，经常分析各种影响因素，加以控制，把质量问题消灭在形成的过程之中。一是"防止再发生"，其基本程式是：问题—分析—导因—对策—规范；二是"从开始就不允许失败"，其基本程式是：实控—预测—对策—规范，这是根本意义上的预防。

（三）标准化原则

质量标准化原则是质量管理的基础工作，包括订立护理工作质量标准、规章制度、岗位责任制度、操作规程以及质量检查标准等。

（四）事实和数据化的原则

要正确反映护理质量状况，必须以客观事实和数据为依据。不能用数据表达的现象，可用事实做定性描述，并尽可能把它数据化，才能准确反映护理质量水平。

（五）以人为本，全员参与的原则

重视人的作用，调动人的主观能动性和创造性，发动全员参与是实施护理质量管理的根本。

（六）持续改进的原则

质量改进是质量管理的灵魂。要想满足服务对象不断变化的需求，护理质量管理就必须坚持持续改进的原则。护理人员应对影响质量的因素具有敏锐的洞察能力、分析能力和反省能力，不断地发现问题、提出问题、解决问题。

三、护理质量管理的基本方法

护理质量管理需要有一套科学合理的工作方法，即按照科学的程序或步骤进行质量管理活动。此外，还需要有行之有效的管理方法和技术作为支持，才能取得不断提高质量的良好效果。

（一）质量管理的基本工作制度

护理制度是临床护理工作客观规律的反映，是护理质量管理的基础。护理制度分为岗位责任制、一般护理管理制度以及有关护理业务部门的工作制度。

1.岗位责任制

岗位责任制对各级护理人员的岗位职责和工作任务进行了明确的规定，把职务责任落实到每个岗位和每个人。其目的是人人有专责，事事有人管，既有分工又有合作，从而有利于提高工作效率和质量，也有利于各项护理工作的顺利开展。

护理岗位责任制是按护理人员行政职务或业务技术职称制定的不同职责范围和行为规范。岗位职责不是一成不变的，它是随着护理工作内涵的延伸和医院管理的不断发展而进行调整、补充和发展的。

2.一般护理管理制度

一般护理管理制度指护理行政管理部门与各科室护理人员需共同贯彻执行的制度。主要包括：患者出院、入院制度；值班、交接班制度；查对制度；分级护理制度；抢救工作制度；消毒隔离制度；护理质量缺陷管理制度；特殊药品、器材管理制度；饮食管理制度；护士长夜班总值班制度；会议制度；护理查房制度等。

3.各护理业务部门的工作制度

各护理业务部门的工作制度指具体部门的护理人员需共同遵守和执行的有关工作制度。主要包括病房、门诊、急诊室、手术室、分娩室、供应室、重症监护室等工作制度。

（二）护理质量的标准化管理

1.护理标准体系

护理标准体系是指为实现护理标准化目的，将有关的标准按其内在联系形成的有机整体。护理标准体系包括以下四个层次，即国际标准体系、国家标准体系、地方标准体系、医院标准体系。

2.常用护理质量标准

常用护理质量标准包括：①护理技术操作质量标准。护理技术操作包括基础护理技术操作和专科护理技术操作。②护理管理质量标准。护理部、科护士长、护士长工作质量标准；病室管理质量标准；各部门管理质量标准；各级护理人员岗位责任。③护理文件书写质量标准。④临床护理质量标准。整体护理质量标准；特护、一级护理质量标准；基础护理质量标准；急救物品管理质量标准等。

（三）质量管理的工作程序——PDCA 循环管理法

PDCA 循环管理法就是按照计划（plan）、实施（do）、检查（check）、处理（action）四个阶段来进行质量管理。

PDCA 循环管理法的步骤分 4 个阶段 8 个步骤：①分析现状，找出存在的质量问题。②分析产生问题的各种影响因素。③找出主要因素。④针对影响质量的主要因素，制订工作计划和活动措施。以上 4 个步骤属于 P 阶段。⑤按照制订的计划措施认真执行，为 D 阶段。⑥根据计划的要求，检查评价实际执行的结果，看是否达到预期的结果；这属于 C 阶段。⑦根据检查的结果进行总结，把成功的经验和失败的教训形成一定的标准、制度或规定，指导今后的工作，为 A 阶段。⑧提出这一循环中存在的问题，让其转入下一循环去解决。此步骤介于两循环之间。

（四）护理质量管理的常用统计方法

利用计算机信息处理功能对护理质量评价的结果，根据使用目的和具体条件进行分析。常用的方法有统计表和统计图。

（五）护理质量评价的方法

护理质量评价是一项系统工程。评价主体由患者、工作人员、科室、护理部、医院及院外评审机构构成系统；评价客体由护理项目、护理病历、护士、科室和医院构成系统；评价过程按收集资料——资料与标准比较——作出判断的系统过程实施。

1.护理质量评价的对象

常用的有以护理项目、病例、病种、患者（顾客）满意度等为评价对象。

2.护理质量评价的形式

护理质量常用的评价形式有医院外部评价、上下级评价、同级间评价、自我评价和患者评价。国外采用的同行评议，能依据护理服务标准提供客观的评价。目前多采用定期评价和不定期评价相结合的评价方式。

3.护理质量评价的结果分析

护理质量评价结果分析的方法很多，根据收集数据的特性可采用不同的方法进行分析，每一种方法都有其适用性和局限性。常用的方法有评分法、等级法、因素比较法等。

（六）护理质量评价的误差分析

评价误差是指评价结果与实际工作质量之间存在的差距。误差的形成会不同程度影响评价结果的客观、公平、公正和工作人员的积极性。为了防止或尽可能减少评价中的误差，提高评价信度与效度，护理管理者应重视评价人员的挑选与培训，本着科学、严谨、实事求是的态度实施评价工作。

四、护理质量控制

（一）护理质量控制的概念

为确保组织目标以及为此而拟定的计划能得以实现，各级管理人员根据预定标准或发展的需要而重新拟定标准，对下级的工作进行衡量和评价，在出现偏差时进行纠正，以防偏差继续发展或再度发生。

护理质量控制工作是一种有目的的管理行为，其实质是保持或改变管理对象的某种状态，使其达到管理者预期的目的。护理质量控制工作贯穿在护理质量管理活动的全过程。前馈控制、同期控制和反馈控制称为控制的三级结构理论，也是护理质量控制的基本方法。

（二）护理质量控制的原则

护理质量控制必须针对具体目标，由控制者与控制对象共同参与，按实际情况设计质量控制系统。建立控制系统时应遵循以下原则。

1.组织机构健全的原则

在质量控制工作中，被控制的组织要机构健全、责任明确，所设计的控制系统能反映机构中岗位的职责，使控制工作有利于纠正偏差。

2.与计划相一致的原则

质量控制系统的建立要反映质量计划所提出的要求。确立质量控制标准和控制手段要依据质量计划，控制过程中实际活动与计划目标相一致。

3.控制关键问题的原则

管理者在护理质量控制工作中，应着重计划完成的关键性问题和主要影响因素上。关键点的选择是一种管理艺术。临床护理工作细致，项目繁多，质量控制应选择对完成工作目标有重要意义的关键标准和指标，重点放在容易出现偏差或偏差会造成危害较大的环节。

4.直接控制的原则

直接控制的指导思想是培养合格的工作人员，及时觉察，及时纠正，减少或防止出现偏差。直接控制相对间接控制而言，是控制工作的重要方式，以采取措施保证所属人员的质量，提高人员素质，而不只是在工作出现了偏差后采取措施，追究责任。

5.标准合理的原则

标准合理的原则应建立客观、准确、有效、适当的质量标准。标准抬高或不合理，不会起到激励作用；标准不准确，不能测量，控制工作就会失败。

6.追求卓越的原则

要使所属人员具有追求卓越的精神。在质量控制过程中，发现问题、分析原因、纠正偏差时，应寻求发展，追求卓越；在制订质量计划和质量标准、控制指标时，应具有一定的先进性、科学性，使组织和个人经过一定的努力方能达到，而不是可以随意轻取。

（三）护理质量控制的基本方法

控制的三级结构理论，即前馈控制、同期控制和反馈控制。

1.前馈控制

前馈控制又称预先控制，是一种积极的、主动的控制，指在活动之前就对结果进行认真的分析、研究、预测，并采取必要的防范措施，使可能出现的偏差在事先就得以控制的方法。前馈控制的纠正措施作用在计划执行过程的输入环节上，工作重点是防止所使用的各种资源在质和量上产生偏差，是通过对人力、财力、物力和资源的控制来实现的。其优越性在于面向未来，通过控制影响因素，而不是控制结果来实现控制目的。

2.同期控制

同期控制又称过程控制或环节质量控制，是管理人员对正在进行的各种具体工作方法和过程进行恰当的指导、监督和纠正。同期控制的纠正措施作用于正在进行的计划过程之中，是在执行计划过程中对环节质量的控制，这是护士长经常使用的一种控制方法，其有效性很大程度上取决于管理者的素质与能力，取决于护士对指示的理解度及执行力。

3.反馈控制

反馈控制又称后馈控制或结果质量控制，主要是分析工作的执行结果，并与控制标准相比较，发现已经产生或即将出现的偏差，分析其原因和对未来的可能影响，及时拟定纠正措施并予以实施，防止偏差继续发展或再度发生。反馈控制是一个不断进行的过程，管理过程中的各种信息会直接影响控制的结果，因此，质量信息的反馈应当做到灵敏、准确、及时，使反馈控制为管理者提供关于计划效果的真实信息，也可通过对计划执行结果的评价达到增强员工积极性的目的。

第三节 护理业务技术管理

一、基础护理管理

基础护理是护理人员实施护理服务最常用的基本知识和基本技术。基础护理质量的好坏，将直接影响护理质量的优劣以及整个医院医疗质量的水平。

（一）基础护理技术特点

基础护理技术特点是技术成熟、操作简单、应用广泛。

（二）基础护理管理的内容

1.一般护理技术管理

一般护理技术管理包括出、入院处置，体温、脉搏、呼吸、血压的测量，各种注射穿刺技术、无菌技术、消毒隔离技术、鼻饲、洗胃法、灌肠法、导尿术、口腔护理、皮肤护理、各种标本采集等管理。

2.常用抢救技术管理

常用抢救技术管理主要包括给氧、吸痰、包扎、心电监护、心肺复苏、人工呼吸机的使用等管理。

3.基础护理管理的主要措施

（1）树立以患者为中心的整体护理理念，强化护理人员重视基础护理的意识。

（2）成立基础护理管理小组，科学地制订和修改各项基础护理操作常规及操作的流程质量要求和终末质量标准，并设计训练计划和考核措施。

（3）定期开展"三基"（基本理论、基本知识、基本技能）培训：护理人员不仅要在临床实践中提高基本技能，还应有专门的示教室集中指导，学习规范、科学的技术操作，使人人达标。

（4）强调日常督促、日常检查，严格要求执行。护理人员在日常工作中，应坚持规范化、标准化操作。各级护理管理人员经常深入临床第一线，按要求检查督促各项基础护理的实施。

二、专科护理管理

专科护理技术是指临床各专科特有的护理知识和技术。

（一）专科护理技术的特点

专科护理技术的特点为专科性强、操作复杂、新技术多。

（二）专科护理技术的内容

专科护理技术的内容大体分 3 类：疾病护理技术、专科一般诊疗技术、专科特种诊疗护理技术。

（三）专科护理管理的主要措施

（1）护士长组织专科护理知识的学习，让护理人员充分熟悉专科疾病知识，掌握专科护理常规和业务技术特点。

（2）护理部组织科护士长、护士长以及专科护理人员，结合专科护理的经验，制定专科各疾病的护理常规，且根据医疗和护理技术的更新不断修订和充实。

（3）搞好专科病房的医、护协作。护理人员应经常参与医师查房、有关专科医疗与护理新进展的学习。鼓励参与专科科研活动，以利于提高专科医疗、护理质量。

（4）护理管理者应组织专科技术训练，学习新仪器的使用和抢救技术操作。

（5）加强专科精密、贵重仪器的保养。专人负责，定点存放，定时检查和维护，建立必要的规章制度。护理人员要了解仪器的性能、使用方法、操作规程等主要事项。

（6）贯彻落实以患者为中心的整体护理思想。专科患者其疾病的特点与发病规律有共同特点，护士应根据患者的具体情况，拟定临床护理路径、开展健康教育、预防并发症的发生。

三、新业务、新技术的管理

（一）新技术、新业务的概念

新技术、新业务广义的指在国内外医学领域里近10年具有发展新趋势的新项目以及取得的新成果和新手段，狭义的指在本地区、本单位尚未开展的项目和尚未采用过的手段。

（二）新业务、新技术的管理措施

（1）加强对新业务、新技术的论证。对拟开展的新业务、新技术，在开展前应进行查新和系统论证，保证先进性。

（2）建立审批制度。护理新业务、新技术立项后先呈报护理部审批同意，再呈报医院学术委员会批准；本单位研究成功的新技术、新护理用具必须经过护理学术组和院内外有关专家鉴定，方可推广应用。

（3）选择应用对象。新业务、新技术的推广，应用对象的选择至关重要，关系到应用的成败。选择应用的对象应具备开展新业务、新技术的基本条件，包括对新业务、新技术的兴趣、技术水平，设备条件等。一个科室不能完成的成立协作组，应吸收有关科室人员参加，发挥集体的智慧。

（4）建立资料档案。档案内容包括新业务、新技术的设计，查新，应用观察和总结等。

（5）总结经验，不断改进。在开展新业务、新技术的过程中，要不断总结经验，反复实践，逐步掌握规律，并逐步建立一整套操作规程或常规，供推广使用。

第四节 临床护理教育管理

临床护理教育是指继医学院校教育之后，对从事临床护理专业技术工作的各类护理人员进行专业教育的统称。其内容包括新护士岗前培训、护士规范化培训、继续护理学教育、护理进修生培训等。

一、新护士岗前培训

新护士的岗前培训可以帮助其尽快转换角色、熟悉环境，有利于新成员严格地执行医院各项规章制度，很快地投入临床护理工作中，成为一名合格的护理工作者。培训内容及安排主要包括以下几方面。

（1）护士办理报到手续后，按规定时间和地点接受岗前培训。

（2）岗前教育由护理部统一安排，时间一般为1～2周，主要以讲座形式进行。

（3）岗前教育内容：①医院发展史及概况、医院布局。②医院规章制度、护理法律与法规、临床护理工作常规及制度、消毒隔离制度。③护士礼仪培训、安全教育、应急预案。④护理基础操作技术、复苏与急救等。

（4）培训结束后根据培训内容进行理论及操作的考核，成绩合格者方可进入临床工作。

二、护士规范化培训

随着医学科学的发展和社会的不断进步，护理学的工作领域不断拓展，对临床护理工作也提出了更高的要求。护理人员必须进一步学习新理论、新知识，掌握新技术、新方法，才能适应需要，所以护理人员的继续教育与规范化培训显得尤其重要。

（一）规范化培训的内容

（1）护理基本理论、基本知识、基本技能。

（2）专科医学和护理学知识、技能。

（3）规范沟通、交流能力。

（4）护理专业理论及临床教学、护理管理、护理科研等综合内容。

（5）护理新业务、新知识、新技术。

（6）部分护士进行外语培训。

（7）根据专科护理领域的工作需要，有计划地培养临床专业化护理骨干和临床专业护士。

（二）规范化培训的途径

（1）科室制订培训计划，有计划地组织讲课、示教、查房和考核。

（2）护理部制订年度培训计划，按时进行护理理论与操作方面的学习、培训和考核。

（3）院内定期组织护理专业和相关专业的讲座，由本院护理专业骨干或院外专家讲课。

（4）参加院外各种会议交流、学习班、研讨班等。

（三）规范化培训的考核与管理

护士规范化培训应作整体规划，建立培训档案和考核制度，分层次进行。护理部组成领导小组，对全院规范化培训工作进行领导和管理。使护士规范化培训做到规范化、制度化，培训对象、时间、内容三方面落实。

三、继续护理学教育

继续护理学教育是继毕业后规范化专业培训之后，以学习新理论、新知识、新技术、新方法为主的一种终身性护理学教育，目的是使护理技术人员在整个职业生涯中不断提高专业工作能力和业务水平。

（一）组织管理

1.对象

继续护理学教育的对象是毕业后通过规范或非规范化的专业培训，具有护师及护师以上专业技术职务的正在从事护理专业技术工作的护理技术人员。

2.组织形式

在医院继续医学教育领导小组、专业指导委员会、专家考评组的指导下，护理部成立继续护理学教育学科组。学科组成员包括护理部主任、教学秘书、总护士长。

医院继续医学教育组织具体分工如下：护理部负责高级职称护理人员继续护理学教育的实施工作；总护士长负责各病区主管护师继续护理学教育的实施工作；护士长负责各病区护师继续护理学教育的实施工作。

医院继续医学教育组织负责全院继续护理学教育项目及其主办单位与学分的申报，制订医院继续护理学教育发展计划。

（二）培训内容与形式

继续护理学教育内容要适应不同专科护理人员实际的需要，以现代护理学科发展中的新理论、新知识、新技术、新方法为重点。具体教育活动培训内容包括：学术会议、讲座、专题讨论、讲习班、调研考察报告、疑难病例护理讨论会、技术操作示教、短期或长期培训、提供教学、学术报告、发表论文、著作等。教育形式和方法可根据不同内容和条件灵活制定，一般以短期和业余在职学习为主。

四、护理进修生培训

进修护士主要源于下级医院，对进修人员的培训应注意以下几个方面。

（1）进修生必须具备良好的政治和业务素质，身体健康，具有 3 年以上本专业实际工作经验的中专以上学历的护士，并取得中华人民共和国卫生部颁发的护士执业证书。

（2）进修生由护理部审核其资格，并依据双方具体情况确定进修期限。

（3）进修生报到后，由护理部集中培训一周，考核后方可进入病区，穿着统一的护士服。

（4）各病区在进修生报到一周内，根据培训目标、要求和进修人员水平制订出进修生培训计划。

（5）各病区指定具备大专以上学历、临床经验丰富的护理人员担任进修生的带教工作。病区护士长指导、督促进修计划的落实。

（6）进修生不得随意更改进修专业，也不得任意延长或缩短进修时间。进修期间必须严格遵守医院的各项规章制度。

（7）进修结束后，护士长和带教教师对进修生的政治表现、学习态度、专业水平以及组织纪律等作出鉴定。经护理部审查后，寄给进修生所在工作单位。

第五节　护理安全管理

一、护理安全的重要性

护理安全是指在实施护理的全过程中，患者不发生法律和法定规章制度允许范围以外的心理、机体结构或功能上的损害、障碍、缺陷或死亡。护理安全是护理管理的重点，其重要性主要体现在以下 3 个方面。

（1）护理安全直接关系护理效果：安全、有效的护理可促使患者疾病痊愈或好转，而护理不安全因素则使患者的疾病向相反方向转化，护理安全与护理效果存在因果关系。

（2）护理安全直接影响医院的社会效益与经济效益：护理不安全带来的后果，不仅损坏医院在患者和公众心目中的形象，给医院的信誉造成负面影响，还增加医疗费用的支出，增加患者经济负担和医院额外开支。

（3）护理安全是衡量医院护理管理水平的重要标志：护理安全可以综合地反映出护理人员的工作态度、技术水平以及护理管理水平。

二、护理安全的影响因素

影响护理安全的因素很多，其中最主要的因素有以下几个方面。

（一）人员素质因素

人员素质因素指护理人员的思想素质、职业道德素质、心理素质、身体素质。当这些素质不符合或偏离了护理职业的要求，就可能造成言语、行为不当或过失，给患者身心带来不安全的结果或不安全感。

（二）技术因素

业务知识缺乏、经验不足、技术水平低、操作失误等均可给患者造成不良后果。

（三）管理因素

管理不严或管理失控是影响护理安全的重要因素。如制度不健全、监控不严、不重视业务技术培训；护理人员严重不足、配置不合理等。

（四）物资因素

护理物品、设备与药品是构成护理能力的重要组成部分，数量不足、质量不好等因素都会影响护理技术的正常发挥。

（五）环境因素

环境因素是指患者住院期间的生活环境安全。包括：①医院的基础设施、病区物品配备和放置存在的不安全因素。②环境污染所致的隐性不安全因素。③医用危险品管理及使用不当也是潜在的不安全因素。④病区的治安问题：如防盗、防止犯罪活动等。⑤社会环境：患者的经济状况、家庭及社会对患者的关心程度。

（六）患者因素

护理活动的正常开展有赖于患者的密切配合。患者的心理素质、对疾病的认识及承受力，将影响其情绪、行为及医嘱的依从性，影响护理安全。

三、护理安全的控制

（1）加强教育，提高护理人员对护理安全重要性的认识。

（2）增强法治观念，依法管理。加强法治教育，增强法律意识和法治观念，自觉遵守法律、法规，防范护理缺陷，并运用法律武器维护自身的合法权益。

（3）加强专业理论技术培训，不断提高护理人员的专业技术水平，从根本上防止技术性护理缺陷的发生。

（4）建立、完善护理安全监控机制。①明确责任：实行"护理部—科护士长—护士长"三级目标管理责任制，各司其职，定期分析形势，发现苗头，及时纠正。②建立、健全安全管理制度：严格要求、严格管理，促进安全管理制度的落实，使护理安全工作走上制度化、标准化、规范化的轨道。③把好物品验收关：验收护理物品时应检查物品质量、性能是否符合安全要求，是否对患者及操作人员构成潜在危险。④坚持预防为主的原则：重视事前控制，做到"三预、四抓、两超"，即预查、预想、预防，抓易出差错的人、时间、环节、部门，超前教育、超前监督。

此外，护理人员配置不足及不合理，也是影响护理安全的因素。因此，护理管理者应合理配置人力资源，使护理人员数量适宜，各类职称、各种层次的护理人员比例恰当。

四、护理管理与法

传统意义上的护理管理更多的是依据护理专业要求、技术规则和职业道德规范进行管理。在人们法律意识不断增强的情况下，这种管理模式就显得不能适应。所以，应加强护理管理中依法管理的认识和实践。

（一）护理管理主要依据的法律规范

1.相关法律、法规、规章

（1）法律：主要有《中华人民共和国传染病防治法》《中华人民共和国母婴保健法》《中华人民共和国献血法》《中华人民共和国执业医师法》《中华人民共和国药品管理法》《中华人民共和国食品卫生法》等适用于医疗卫生管理工作的卫生法律，以及《中华人民共和国刑法》《中华人民共和国刑事诉讼法》《中华人民共和国民法通则》等基本法律中与医药卫生有关的条款。

（2）卫生法规和规章：主要有国务院制定颁布的《医疗机构管理条例》《血液制品管理条例》《传染病防治法实施办法》《医疗事故处理条例》《麻醉药品管理办法》等卫生行政法规；由国家卫生健康委员会或国家卫生健康委员会与有关部委联合制定发布的《中华人民共和国护士管理办法》《医疗机构管理条例实施细则》《医疗机构临床用血管理办法》《消毒管理办法》《医疗事故技术鉴定暂行办法》《医疗事故分级标准（试行）》《医疗机构病历管理规定》《病历书写基本规范（试行）》等卫生部门（或行业）规章。

2.相关的标准、规范

主要有卫生行政部门以及全国性行业协（学）会根据本行业特点制定的标准、规范。可以分为：①基础标准，如名词术语、疾病编码等。②方法标准，如流行病学调查方法、疾病诊断方法、化验或检验方法等。③专业标准，如医疗器械、生物制品、血液制剂、消毒剂、消毒器械、环境卫生、职业卫生等。主要包括《医院消毒卫生标准》《消毒供应室验收标准》《临床输血技术规范》《医院感染管理规范》《医疗机构诊断和治疗仪器应用规范》等。

3.诊疗护理规范、常规

主要指由各医疗机构根据本单位的情况制定公布的各类工作规范性文件，包括对业务技术工作的规范，对医务人员行为的规范和对管理工作方面的规范。这些规范性文件，严格讲不属法律和法规，但具有规范工作的作用，是依法管理的依据。以疾病诊疗护理常规和技术操作规程形式表达的规范性文件，属于技术工作规范，是医疗卫生机构开展业务活动的基本依据；以医院工作制度、岗位职责等形式表达的规范性文件，包括一般管理制度和各部门工作制度，是医院管理工作的基本依据。

（二）依法管理

1.加强学习培训

《医疗机构管理条例》第二十九条规定："医疗机构应当加强对医务人员的医德教育。"《医疗事故处理条例》第六条规定："医疗机构应当对其医务人员进行医疗卫生管理法律、行政法规，部门规章和诊疗护理规范、常规的培训和医疗服务职业道德教育。"

通过学习培训，提高护理人员对依法执业、依法管理重要性的认识、学习和掌握有关法律知识、培养与岗位要求相适应的专业技术能力，是护理工作依法管理的基础。

2.建立健全工作规范、规章制度

建立健全工作规范和规章制度的基本依据是相关法律、法规和规章。护理管理人员应该不断提高自身的法律意识和依法管理水平，对于有明确法律、法规规定的应严格按规范执行。

3.贯彻预防为主，建立防范机制

护理工作具有工作环节多、技术性强、服务要求细、时间连续性强等特点。因此管理者应从提高整个护理系统的管理规范化和工作规范化入手，在临床护理、技术操作、用药安全、感染控制、器材设备安全和环境安全等方面建立有效的监测、防范机制。

参考文献

[1]陈湘玉.新编临床护理指南护理常规卷[M].南京：江苏科学技术出版社，2010.

[2]陈燕.内科护理学[M].北京：中国中医药出版社，2013.

[3]陈月琴，刘淑霞.临床护理实践技能[M].北京：北京大学医学出版社，2009.

[4]蒋红，高秋韵.临床护理常规[M].上海：复旦大学出版社，2010.

[5]兰华.常用护理技术[M].北京：人民卫生出版社，2010.

[6]廖文玲.基础护理技术[M].上海：复旦大学出版社，2012.

[7]刘杰.内科护理[M].北京：人民卫生出版社，2010.

[8]刘世晴，莫永珍.糖尿病临床标准化护理[M].南京：东南大学出版社，2010.